Heft 1—3 der Sammlung liegen bereits fertig vor und enthalten:

Die Neurosen und Psychosen des Pubertätsalters. Von Dr. **Martin Pappenheim** und Dr. **Carl Grosz,** Landesgerichtspsychiater in Wien. Gr. 8⁰. IX und 129 S. M. 3.—.

Suggestion und Erziehung. Von Dr. med. et phil. **L. Hirschlaff** in Berlin. Gr. 8⁰. X und 245 S. M. 6.—.

Über kindliche Selbstmörder. Von Professor Dr. **E. Redlich** und Dr. **E. Lazar** in Wien. Gr. 8⁰. III und 90 S. M. 2.40.

Als weitere Beiträge werden demnächst erscheinen:

Gesundheit und Nachwuchs. Von Regierungsrat Professor Dr. **L. Burgerstein,** Privatdozent an der Universität Wien.
Gr. 8⁰. IV und 36 S. M. 1.20.

Die Leseschwäche (Legasthenie) und Rechenschwäche (Aristhmasthenie) der Schulkinder im Lichte des Experiments. Von Dr. **Paul Ranschburg,** Privatdozent an der Universität und Direktor des staatlichen Institutes für experimentelle Psychologie in Budapest.

In weiterer Folge:

Über Hausaufgaben. Von Professor Dr. **Karl Roller,** Privatdozent an der techn. Hochschule in Darmstadt.

Über das Gedächtnis. Von Universitätsprofessor Dr. **Fr. Kiesow** in Turin.

Die Frage der hygienischen Unterweisung in den Schulen vom Standpunkt des Arztes und des Pädagogen. Von Dr. **Bender,** Schulärztin in Breslau, Dr. **Thiersch,** Medizinalrat in Dresden, Professor Dr. **Kemsies** in Berlin.

ZWANGLOSE ABHANDLUNGEN AUS DEN GRENZGEBIETEN DER
PÄDAGOGIK UND MEDIZIN

HERAUSGEGEBEN VON
TH. HELLER-WIEN UND **G. LEUBUSCHER**-MEININGEN

HEFT 4

DIE WICHTIGSTEN CHRONISCHEN KRANKHEITEN DES SCHULKINDES UND DIE MITTEL ZU IHRER BEKÄMPFUNG

MIT BESONDERER BERÜCKSICHTIGUNG DER TUBERKULOSE

VON

Dr. **GUSTAV POELCHAU**
SCHULARZT IN CHARLOTTENBURG

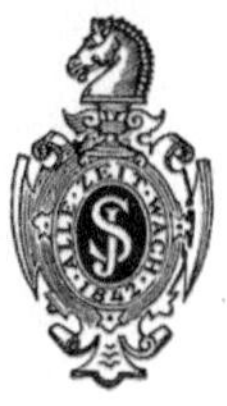

Springer-Verlag Berlin Heidelberg GmbH

1914

ISBN 978-3-662-42831-3   ISBN 978-3-662-43113-9 (eBook)
DOI 10.1007/978-3-662-43113-9

Vorwort.

Der Aufforderung der Herausgeber, einen Beitrag für die „Zwanglosen Abhandlungen aus den Grenzgebieten der Pädagogik und Medizin" zu liefern, bin ich gern gefolgt. Ich wählte zur Besprechung die wichtigsten chronischen Krankheiten des Schulkindes, weil ich auf diesem Gebiete über langjährige eigene Erfahrung und über ein reichliches, zur Verarbeitung geeignetes Material verfügte, und weil ich ferner glaubte, daß dieses Thema sowohl für den Schularzt, den beamteten und den praktischen Arzt, als auch für den Hygieniker, den Pädagogen und für jeden, der sich mit sozialen Fragen beschäftigt, mancherlei Interessantes bieten könne. Die Tuberkulose des Schulkindes schien mir einer besonderen, eingehenden Besprechung zu bedürfen, sowohl mit Rücksicht auf ihre soziale Bedeutung, als auch deshalb, weil von schulärztlicher Seite bisher erst wenige Veröffentlichungen über dieses Leiden vorliegen und weil die Anschauungen über die Rolle, welche die Lungentuberkulose unter der schulpflichtigen Jugend spielt, noch weit auseinander gehen. Ein Beitrag zur Klärung dieser Frage schien mir deshalb erwünscht zu sein.

Charlottenburg, 14. Mai 1914.

Dr. G. Poelchau.

Inhalts-Übersicht.

Einleitung.

Mehr als 1 $^1/_2$ Jahrzehnte sind seit der Anstellung der ersten Schulärzte in Wiesbaden im Jahre 1896 verflossen. Seit dieser Zeit hat die Schulhygiene auf ihrem Siegeszuge durch die zivilisierten Länder sich immer weitere Gebiete erobert und manche segensreiche Veränderung ist in dem festgefügten, altersgrauen Bau des Deutschen Schulwesens vor sich gegangen. Der Schularzt hat sich, nachdem die Zeiten der Anfeindung und des Mißtrauens überwunden sind, fast überall in Deutschen Landen in den Volksschulen die gebührende Anerkennung und Wertschätzung erkämpft und auch die höheren Schulen fangen an, sich davon zu überzeugen, daß die heranwachsende Jugend des ärztlichen Beraters nicht entbehren kann, wenn die alte Forderung: „mens sana in corpore sano" nach Möglichkeit verwirklicht werden soll.

Die Erfahrungen, welche die Schulärzte bei ihren Untersuchungen von Hunderttausenden von Kindern gemacht haben, gaben den Anstoß zur Begründung und dem Ausbau einer systematischen Fürsorge für die heranwachsende Jugend, deren Organisation in den meisten Großstädten Deutschlands in den letzten Jahren schon zu einer beachtenswerten Höhe aufgestiegen ist, während sie in kleinen Orten und auf dem Lande noch kaum über die ersten Anfänge hinausgekommen ist.

Die Arbeiten der Schulärzte haben das Schuldkonto der Schule ganz bedeutend entlastet. Sie haben nachgewiesen, daß viele Krankheiten, deren Entstehung früher der Schule zur Last gelegt wurde, schon bei der Einschulung der Kinder vorhanden sind, und daß andere nicht auf die Anforderungen der Schule zurückzuführen sind, sondern daß sie auf den Schädigungen beruhen, denen das Kind zu Hause im Kreise der Familie ausgesetzt ist. Die Gruppe der Schulkrankheiten im alten Sinne, für deren Entstehung man die Schule verantwortlich machte, ist immer mehr zusammengeschrumpft. Die moderne Schule, welche sich hygienisch einwandfreier Schulgebäude und Schulutensilien bedient, welche auch ihren Lehrplan gegen früher bedeutend verbessert hat und ihre Schutzbefohlenen ärztlich überwachen läßt, ist dadurch allmählich zu einer Institution emporgewachsen, mit deren Hilfe man Volkskrankheiten verhüten, einschränken und bekämpfen kann.

Die schulärztliche Literatur hat im Laufe der letzten Jahre einen recht beträchtlichen Umfang angenommen, so daß selbst die Schulärzte sie kaum mehr übersehen können. Noch schwerer ist es natürlich für die auf den verschiedensten Gebieten tätigen Ärzte sich hierüber zu orientieren. Daher erschien es mir zweckmäßig, eine Übersicht über eine Gruppe von Krankheiten des schulpflichtigen Alters unter Berücksichtigung der schulärztlichen und der allgemeinen medizinischen Literatur, soweit mir dieselbe zur Verfügung stand, zu geben und dabei auch über meinen eigenen in langjährigem Schuldienst gewonnenen Erfahrungen zu berichten. Ist es doch gerade diese Gruppe von Krankheiten, die chronischen Leiden, mit welchen der Schularzt am meisten zu tun hat; während der behandelnde Arzt, sei er nun privater Hausarzt, Kassenarzt oder Stadtarzt, von den Eltern nur verhältnismäßig selten wegen dieser Krankheiten in Anspruch genommen, sondern mehr bei akuten Fällen zu Rate gezogen wird.

I. Die einzelnen Krankheitsgruppen in bezug auf die Häufigkeit ihres Vorkommens.

Wenn wir uns nun zuerst darüber orientieren wollen, welche Rolle die einzelnen Krankheitsformen in bezug auf die Häufigkeit ihres Vorkommens unter der Schuljugend spielen, so müssen wir unterscheiden zwischen den Befunden, welche bei der Untersuchung der neu eingeschulten Kinder, der sogenannten Schulrekruten, sich ergeben haben, und den bei älteren Schülern erhobenen Befunden. Alle die Krankheitserscheinungen, welche die Schulrekruten aufweisen, datieren aus der Zeit vor dem Beginne der Schulpflicht, sie sind also auf früher überstandene Krankheiten, sowie auf die Schädigungen zurückzuführen, welchen die Kinder im Elternhause ausgesetzt waren. Sie können auch später noch während des ganzen Schullebens zur Beobachtung kommen. Bei den älteren Schülern dagegen können sich außerdem noch Krankheitserscheinungen finden, welche durch die Anstrengungen des Schulbesuches, durch die Anforderungen des Schullebens und durch die mit dem Schulbetriebe verbundenen Schädlichkeiten verursacht sind.

Das Hauptgewicht wurde bisher bei den meisten schulärztlichen Systemen auf die Untersuchung der Schulrekruten gelegt, daher sind die Ergebnisse dieser Untersuchungen in der schulärztlichen Literatur am ausführlichsten behandelt worden. An manchen Orten ist die schulärztliche Tätigkeit auch in der Hauptsache auf die Untersuchung der Schulrekruten beschränkt. Systematische Untersuchungen auch der älteren Schulkinder sind bisher nur an wenigen Orten eingeführt. Daß diese — und zwar alljährlich — nötig sind, werden wir später noch sehen.

Es würde den Rahmen dieser Arbeit überschreiten, wenn ich eingehend über die an verschiedenen Orten gewonnenen Untersuchungsresultate berichten würde. Ich werde mich vielmehr in der Hauptsache auf die Wiedergabe meiner eigenen Erfahrungen beschränken und nur hin und wieder zum Vergleiche andere Angaben heranziehen. Wenn das Zahlenmaterial, das mir zur Verfügung steht, auch nicht sehr groß ist, so hat es doch wieder den Vorteil, daß es durch die Untersuchungen eines einzelnen gewonnen ist. Infolgedessen wird die Beurteilung der einzelnen Krankheitserscheinungen und die Diagnosenstellung vielleicht eine gleichmäßigere und einheitlichere sein, als es bei einer Zusammenstellung möglich ist, welche auf den Angaben und Urteilen zahlreicher Untersucher beruht.

Außerdem kommt es mir auch weniger darauf an — und das ist auch kaum möglich — absolute, für die Allgemeinheit gültige Zahlen zu geben; ich will mich vielmehr nur bemühen, die Rolle, welche die einzelnen chronischen Krankheiten im Schulleben des Kindes spielen, zu verfolgen und die notwendigen praktischen Maßnahmen, welche sich aus diesen Verhältnissen ergeben, zu besprechen.

Etwa 10 Jahre hindurch hatte ich zwei der größten Gemeindeschulen Charlottenburgs schulärztlich zu überwachen, welche in einer Stadtgegend lagen, deren Bevölkerung auf verhältnismäßig niedriger sozialer Stufe steht und wenig bemittelt ist. Jede dieser Schulen wurde von ca. 900 Kindern besucht. Seit drei Jahren bin ich nun an zwei kleineren, je 700—750 Schüler zählenden Schulen tätig, deren Schülermaterial sich aus einer wesentlich besser situierten Bevölkerungsschicht rekrutiert. Die Unterschiede der sozialen Lage bringen auch nachweisbare Unterschiede in dem Gesundheitszustande mit sich. Da sich mein zahlenmäßiges Material jedoch über eine Reihe von Jahren erstreckt und dadurch Schulkinder aus den beiden erwähnten Bevölkerungsschichten umfaßt, ist hierdurch ein Ausgleich gegeben. Wenden wir uns zuerst zu den Befunden, welche sich aus den Untersuchungen der Schulrekruten ergeben. Diese sind besonders eingehend und gründlich, und erfolgen im Beisein der Eltern. Es werden daher hierbei auch manche Krankheitserscheinungen im Gesundheitsschein vermerkt, die bei späteren Untersuchungen nicht mehr notiert werden, da sie nebensächlich erscheinen; es wird auch manches Symptom berücksichtigt, das nur nach Rücksprache mit den Eltern richtig bewertet werden kann. Bei den späteren Untersuchungen sind die Eltern nicht anwesend; sie werden auch etwas summarischer erledigt, da es hier mehr darauf ankommt, festzustellen, ob behandlungsbedürftige Krankheitssymptome vorliegen, als darauf, die etwa vorhandenen kleineren Abweichungen von der Norm festzustellen.

Das Zahlenmaterial, über das ich verfüge, ist in den Jahresberichten niedergelegt, welche bisher nicht veröffentlicht worden sind. Das Formular, welches zu diesem Zwecke benutzt wurde, enthält eine Anzahl von Rubriken, in welche die Eintragungen auf Grund der in den Gesundheitsscheinen verzeichneten Angaben zu machen waren. Die Bezeichnung dieser Rubriken im Formular stimmt nun nicht ganz mit den Kolumnen des Gesundheitsscheines überein, hin und wieder ergeben sich Zweifel, in welche Rubrik die Eintragung zu erfolgen hatte, auch kann hier manchmal eine doppelte Eintragung vorgekommen sein.

Das Formular des Jahresberichtes gibt nicht einzelne Krankheiten, sondern Gruppen von Krankheiten, vielfach sogar nur Gruppen von Symptomen wieder. Es läßt sich jedoch daraus eine Übersicht über die Erkrankungen der einzelnen Organe gewinnen. Da bei einem Kinde oft mehrere Krankheitssymptome gefunden werden, so erklärt sich dadurch die Größe der Zahlen. Manchmal beruhen mehrere Symptome auf derselben Ätiologie, so sind z. B. Verkrümmungen des Brustkorbes, Skoliose und Karies der Zähne sehr häufig auf Rachitis zu beziehen. Das verwendete Formular ist nicht sehr zweckmäßig und ist jetzt auch verändert worden. Meine Zusammenstellung über die Befunde bei den Schulrekruten umfaßt die Zeit von 1905/06 bis 1912/13, also acht Schuljahre. In dieser Zeit kamen 918 Knaben und 931 Mädchen, zusammen 1849 Kinder zur Untersuchung. Aus der nebenstehenden Tabelle I

Tabelle I.

Untersuchungsbefund bei den Schulrekruten.

Die untersuchten Kinder zeigten Veränderungen an folgenden Organen

In 8 Schuljahren 1905/06—1912/13 wurden untersucht bei der Einschulung

	Knaben	Prozentsatz	Mädchen	Prozentsatz	Kinder zusammen	Prozentsatz
Zahl der unter Aufsicht gestellten Kinder	339	36,9	369	39,6	708	37,2
Nerven (inkl. Intelligenz)	98	10,6	92	9,7	190	10,2
Sehschärfe	50	5,4	47	5	97	5,2
Augen (inkl. Schielen)	148	16,1	153	16,5	301	16,2
Gehör	82	8,9	79	8,4	161	8,7
Ohr	21	2,2	27	2,8	48	2,5
Sprache	92	10,0	62	6,7	154	8,3
Zähne	582	63,3	554	60,5	1136	61,4
Mund und Nase	749	81,5	782	84	1531	82,8
Haut und Haare	37	4	99	10,6	136	7,3
Andere Organe	160	—	53	—	213	11,4
Herz	101	11,1	98	10,3	199	10,7
Lunge	72	7,8	77	8,2	149	8
Wirbelsäule (Muskel, Knochen und Gelenke)	706	76,9	762	81,8	1468	79,3
Rachitische Veränderungen	411	44,7	278	29,8	689	37,2
Skrofulose	83	9	96	10,2	179	9,7
Anämie	291	31,7	386	41,4	677	36,6
Zahl der untersuchten Kinder	918	—	931	—	1849	—

ergibt sich die Anzahl der Krankheitssymptome, welche bei diesen Kindern gefunden wurden; die Tabelle II zeigt die Stellung der einzelnen Krankheitsgruppen in der Frequenzreihe und gibt zugleich eine vergleichende Übersicht über die Häufigkeit des Vorkommens dieser Krankheiten bei beiden Geschlechtern.

Wir sehen aus Tabelle I, daß 37,2 % der Kinder unter ärztliche Aufsicht gestellt wurden. Das sind diejenigen Kinder, welche wegen irgendwelcher Krankheitserscheinungen der besonderen Berücksichtigung des Schularztes und des Lehrers bedurften. Hierunter sind Kinder mit ausgesprochenen Krankheiten, aber auch solche, welche nur krankheitsverdächtig waren, und daher besondere Beobachtung erforderten. Hierher gehören z. B. auch Kinder, bei denen die Untersuchung des Gehörs und der Sehschärfe kein sicheres Ergebnis hatte. Damit der Lehrer besonders auf sie achtete und der Schularzt sie sich bei dem nächsten Klassenbesuch wieder ansehen konnte, wurden sie durch die Stellung unter ärztliche Aufsicht besonders gekennzeichnet. Bei der nächsten Untersuchung ergab sich dann vielleicht normaler Befund; dann wurde die Überwachung wieder aufgehoben. Wir sehen weiter, daß die Zahl der ärztlich überwachten Mädchen größer war, als die der Knaben, der Unterschied beträgt 2,7 %, ist also nicht sehr erheblich. Was nun die einzelnen Krankheitsgruppen betrifft, so ergibt sich, daß die Erkrankungen von Mund, Nase und Rachen die häufigsten sind. In dieser Gruppe sind jedoch sehr zahlreiche Krankheitssymptome zusammengefaßt, so die Mandelschwellungen, die adenoiden Vegetationen, der Schnupfen, die Hypertrophien der Nasenmuscheln, die Verbiegungen der Nasenscheidewand, sowie Rachen und Kehlkopfkatarrhe. Ich habe hier auch noch eine Reihe von Jahren hindurch diejenigen Fälle verzeichnet, welche eine belegte Zunge aufwiesen, da ich diesem Symptom besondere Aufmerksamkeit schenkte und es an keiner anderen Stelle, wie es wohl zweckmäßiger gewesen wäre, eintragen konnte.

Unter der Rubrik Wirbelsäule usw. sind auch sehr verschiedenartige Symptome untergebracht; bei manchen von diesen kann man im Zweifel sein, ob man sie als krankhaft bezeichnen oder sie nur als Schönheitsfehler ansehen soll. Es handelt sich hier einerseits um Asymmetrien im Körperwuchs, andererseits aber auch um eine zu schwache Entwicklung der Muskulatur. Die zahlreichen Haltungsanomalien sind hier verzeichnet.

Es mag sein, daß diese beiden Gruppen, nur deshalb, weil sie so zahlreiche verschiedene Krankheitssymptome umfassen, an erster und zweiter Stelle in dieser Frequenzreihe stehen. Daß die Erkrankungen der Nase und des Rachens, ebenso wie die Verkrümmungen der Wirbelsäule auch im späteren Schulleben noch eine bedeutende Rolle spielen, werden wir später noch sehen. Diese Gruppen, sowie die dann folgende der Zahnkrankheiten, nehmen bei Knaben und Mädchen dieselbe Stellung in der Reihe ein (siehe Tabelle II). Erst bei den beiden folgenden Krankheiten, der Rachitis

Tabelle II.

Stellung der einzelnen Krankheitsgruppen nach der Häufigkeit ihres Vorkommens bei den Schulrekruten.

	Bei allen Kindern	%	Bei den Knaben	%	Bei den Mädchen	%	Unterschied in Prozenten
I	Mund, Nase, Rachen	82,8	I	81,5	I	84,0	Mädchen + 2.5
II	Wirbelsäule, Muskel, Knochen u. Gelenke . . .	79,3	II	76,9	II	81,8	Mädchen + 4,9
III	Zähne.	61,4	III	63,3	III	60,5	Knaben + 2,8
IV	Rachitische Veränderungen . .	37,2	IV	44,7	V	29,8	Knaben + 14,9
V	Anämie	36,6	V	31,7	IV	41,4	Mädchen + 9,7
VI	Äußere Augenleiden (inkl. Schielen) . . .	16,2	VI	16,1	VI	16,5	Mädchen + 0,4
VII	Herz	10,7	VII	11,1	VIII	10,3	Knaben + 0,8
VIII	Nerven (inkl. Intelligenz) . . .	10,2	VIII	10,6	X	9,7	Knaben + 0,9
IX	Skrofulose . . .	9,7	X	9,0	IX	10,2	Mädchen + 1,2
X	Gehör.	8,7	XI	8,9	XI	8,4	Knaben + 0,5
XI	Sprache	8,3	IX	10,0	XIII	6,7	Knaben + 3.3
XII	Lunge.	8,0	XII	7,8	XII	8,2	Mädchen + 0,4
XIII	Haut und Haare	7,3	XIII	4,0	VII	10,6	Mädchen + 6,6
XIV	Sehschärfe . . .	5,2	XIV	5,4	XIV	5,0	Knaben + 0,4
XV	Ohr	2,5	XV	2,2	XV	2,8	Mädchen + 0,6

und der Anämie zeigt sich eine Verschiebung, in dem rachitische Symptome bei Knaben, Blutarmut dagegen bei Mädchen häufiger beobachtet wurden. Bei der Rachitis ist der Unterschied zu ungunsten der Knaben sogar recht groß, fast 15%. Es ist dies die größte Differenz, welche sich zwischen den beiden Geschlechtern in bezug auf die Häufigkeit der einzelnen Krankheitsgruppen ergibt. Vielleicht erklärt sich hieraus auch der Umstand, daß schadhafte Zähne bei Knaben häufiger beobachtet wurden als bei Mädchen. Die Tatsache, daß die Knaben im 6. Lebensjahre mehr Anzeichen von Rachitis aufweisen, ist sicher richtig, es erscheint mir jedoch zweifelhaft, ob damit auch bewiesen ist, daß die Knaben häufiger an Rachitis gelitten haben, als die Mädchen. Denn außer der rachitischen Kopfform sind es vor allem die Veränderungen und Verbiegungen an der Vorderseite des Brustkorbes, welche dem Schularzte bei der ersten Besichtigung des mit entblößtem Oberkörper vor ihm stehenden Kindes auffallen, Veränderungen, welche sich vielleicht am längsten als die Spuren einer überstandenen Rachitis erhalten. Verbiegungen des Femur und der Tibia fallen bei der Untersuchung nicht ins Auge, da der Unterkörper bekleidet bleibt, und werden nur bei besonderer zu diesem Zweck vorgenommener Besichtigung entdeckt. Die rachitischen Veränderungen des Brustkorbes werden aber bei den Mädchen durch den reichlicher entwickelten Panniculus adiposus leichter verdeckt, als bei den meist mageren Knaben. Es ist daher möglich, daß das Überwiegen rachitischer Krankheitszeichen bei den Knaben nur ein scheinbares ist.

Auch Thiele [1] fand bei der Untersuchung der Schulrekruten mehr Verunstaltungen des Brustkorbes bei den Knaben als bei den Mädchen, bei den letzteren dagegen mehr Verkrümmungen der Wirbelsäule, was ebenfalls mit meinen Befunden übereinstimmt. Mit diesen Verunstaltungen des Brustkorbes steht vielleicht auch in Zusammenhang, daß Herzgeräusche bei den Knaben häufiger beobachtet wurden, als bei den Mädchen, worauf wir später noch ausführlicher zu sprechen kommen. In zwei weiteren Gruppen stehen die Knaben schlechter da als die Mädchen: Sprachstörungen kommen bei den ersteren viel häufiger vor und auch das Nervensystem zeigt bei ihnen mehr Krankheitserscheinungen. Beides beruht wohl auf derselben Ursache, der langsameren geistigen Entwicklung der Knaben. Daß die Mädchen früher anfangen zu

---

[1] Zeitschrift f. Schulgesundheitspflege. 1913. No. 6.

sprechen, ist schon lange bekannt. Unter den Sprachstörungen der neueingeschulten Knaben überwiegt die kindliche Sprache und das Stammeln, Störungen, welche mit fortschreitendem Alter zu schwinden pflegen.

Unter der Rubrik Nervensystem des Jahresberichtes sind auch die Intelligenzstörungen verzeichnet. Unter den Knaben finden sich nun mehr Kinder, welche in ihrer geistigen Entwicklung um ein oder mehrere Jahre zurückgeblieben sind, als unter den Mädchen. Daher fällt diese Rubrik zu ungunsten der Knaben aus. Auch unter den Kindern, welche den Hilfsschulen überwiesen werden müssen, befinden sich mehr Knaben als Mädchen.

Auch in der Rubrik Gehör und Sehschärfe weisen die Knaben ungünstigere Zahlen auf, als die Mädchen, der Unterschied ist jedoch so gering, daß er auf Zufall beruhen kann. Andererseits kann aber auch hier die bessere geistige Entwicklung der Mädchen eine Rolle spielen, denn die Prüfung des Gehörs und der Sehschärfe in der untersten Schulklasse ist ebenso sehr eine Intelligenz- als eine Funktionsprüfung.

In den übrigen Krankheitsgruppen sind die Mädchen gegenüber den Knaben im Nachteil, im Ganzen ist das Verhältnis so, daß die Knaben in sieben, die Mädchen in acht Gruppen schlechter dastehen. Außer der Blutarmut und den Haltungsanomalien, die wir schon erwähnt haben, sind es vor allem die Erkrankungen der Haut und der Haare, welche bei den Mädchen mehr hervortreten, in der Hauptsache bedingt durch das Kopfungeziefer.

Skrofulose und Lungenleiden wurden bei den Mädchen etwas häufiger beobachtet, als bei den Knaben.

Wenn wir von den besprochenen fünf Krankheitsgruppen der Rachitis, der Blutarmut, der Haltungsfehler, der Sprache und der Hautleiden absehen, an denen die Knaben und die Mädchen in verschiedenem Grade beteiligt sind, zeigen die beiden Geschlechter im übrigen keine großen Differenzen in bezug auf die Häufigkeit der bei ihnen festgestellten Krankheitssymptome.

Wir wenden uns jetzt zur Besprechung der Untersuchungsbefunde bei älteren Kindern. Hierüber stehen mir keine so genauen Aufzeichnungen, wie bei den Schulrekruten zur Verfügung. Eine Übersicht ergeben jedoch die Mitteilungen, welche an die Eltern geschickt wurden, wenn die Einleitung ärztlicher Behandlung nötig erschien. Meine Zahlen beziehen sich daher nur auf die behandlungsbedürftigen Schulkinder. Kranke Kinder, welche schon ärztlich versorgt waren, erhielten keine Mitteilung an die Eltern, z. B. Kinder, welche schon ein Bruchband oder eine Brille trugen; auch Herzleiden, welche zu keinen weiteren Gesundheitsstörungen führten, machten keine Mitteilung an die Eltern erforderlich. Die Zahl der vorhandenen Krankheiten ist also wohl etwas größer, als die Anzahl der verschickten Mitteilungen; im allgemeinen läßt sich jedoch aus dieser Zahl eine Übersicht über die tatsächlich vorhandenen Verhältnisse gewinnen. Die Mitteilungen an die Eltern wurden verschickt in der Hauptsache nach den jährlich wiederholten Kontrolluntersuchungen aller Kinder, jedoch auch im Anschluß an Klassenbesuche und an Untersuchungen für besondere Zwecke (Waldschule, Ferienkolonie, Turnbefreiungen usw.), wenn bei dieser Gelegenheit ein Kind behandlungsbedürftig erschien.

Ich verfüge über Aufzeichnungen hierüber für die letzten 11 Semester, vom Jahre 1908 bis zum Oktober 1913. Die Zahl der Kinder aus den Klassen I bis VI in den von mir überwachten Schulen betrug während dieser Zeit 7760. Davon waren je 3880 Knaben und Mädchen.

Tabelle III.

Von 1908 bis W.S. 1913 (exkl.) (11 Semester)	Blutarmut und Unterernährung	Magenleiden, Herzleiden u. andere innere Leiden	Skrofulose	Lungenleiden und Verdacht auf Tuberkulose	Mund, Nase u. Rachen (adenoide Vegetat.)	Hautleiden und Parasiten	Äußere Augenleiden u. Schielen	Sehstörung	Ohrenleiden u. Schwerhörigkeit	Nervenleiden	Hernien	Der Behandlung bedurften (außer Skoliose)
Knaben (3880) .	216	13	32	29	185	8	33	99	48	2	6	671
Prozentsatz .	5,5	0,3	0,8	0,7	4,7	0,2	0,8	2,5	1,2	0,05	0,1	17,3
Mädchen (3880)	220	23	29	37	106	220	38	166	28	1	2	870
Prozentsatz .	5,6	0,6	0,7	0,9	2,7	5,6	0,9	4,5	0,7	0,02	0,05	22,4
Kinder zusammen (7760) .	436	36	61	66	291	228	71	265	76	3	8	1541
Prozentsatz .	5,6	0,4	0,78	0,85	3,7	2,9	0,9	3,4	0,9	0,03	0,1	19,8
	472 = 6%						336 = 4,3%					

Hiernach bedurften ärztlicher Behandlung 17,3% der Knaben und 19,8% der Mädchen. Hierin sind jedoch die Kinder, welche an Rückgratverkrümmung und an Haltungsanomalien litten, nicht einbegriffen. Denn da wir seit einer Reihe von Jahren orthopädische Schulkurse für Kinder mit solchen Leiden haben, ist die Zahl der Mitteilungen aus dieser Gruppe, welche an die Eltern verschickt wurden, nur recht klein. Es kamen hierbei nur die schweren Fälle in Betracht, welche in dem Schulkursus nicht mehr hinein paßten, aber doch besonderer Maßnahmen, wie orthopädischer Behandlung, Anschaffung eines Stützkorsettes usw. bedurften.

Die Tabellen III und IV geben das Ergebnis der Untersuchungen im einzelnen wieder. Wir sehen, daß sich die Verhältnisse gegenüber den Befunden bei den Schulrekruten doch wesentlich geändert haben. Die Erkrankungen der Haut und der Haare, welche nur

Tabelle IV.

Stellung der einzelnen Krankheitsgruppen nach der Häufigkeit der Behandlungsbedürftigkeit bei den älteren Schulkindern.

(Nach Fortlassung der Rubrik „Haut und Haare".)

Bei allen Kindern		%	Bei den Knaben	%	Bei den Mädchen	%	Unterschied in Prozenten
I	Blutarmut . . .	5,6	I	5,5	I	5,6	Mädchen + 0,1
II	Mund, Nase, Rachen (Adenoide)	3,7	II	4,7	III	3,7	Knaben + 1,0
III	Sehstörung . . .	2,4	III	2,5	II	4,5	Mädchen + 2,0
IV	Ohrenleiden und Gehör	0,9	IV	1,2	VII	0,7	Knaben + 0,5
V	Äußere Augenleiden u. Schielen	0,9	V	0,8	IV	0,9	Mädchen + 0,1
VI	Lungenleiden und Verdacht auf Tuberkulose . .	0,85	VII	0,7	V	0,9	Mädchen + 0,2
VII	Skrofulose . . .	0,78	VI	0,8	VI	0,7	Knaben + 0,1
VIII	Magenleiden, Herz usw.	0,4	VIII	0,3	VIII	0,4	Mädchen + 0,1
IX	Hernien	0,1	IX	0,1	IX	0,05	Knaben + 0,05
X	Nerven	0,03	X	0,05	X	0,03	Knaben + 0,02

durch die zahlreichen Fälle von Kopfparasiten bei den Mädchen, eine so große Zahl aufweisen, wollen wir hier außer Betracht lassen, da sie doch für unsere Untersuchung von keiner Bedeutung sind. Was die übrigen Krankheitsgruppen betrifft, so ist die Blutarmut und Unterernährung an die erste Stelle gerückt, die Erkrankungen der Nase, des Rachens und des Mundes haben aber daneben ihre hervortretende Stellung bewahrt. Nun aber macht sich die wichtige Rolle, welche die Störungen des Sehvermögens in der Schule spielen, besonders bei den Mädchen bemerkbar.

Wenn wir die Zahlen in Spalte 1 und 2, welche die inneren Krankheiten mit Ausnahme der Skrofulose und der auf Tuberkulose verdächtigen Lungenerscheinungen enthalten, zusammenfassen, so sehen wir, daß die inneren Krankheiten mit 6% die Hauptrolle spielen. An zweiter Stelle stehen aber dann, wenn wir Sehstörungen und äußere Augenleiden zusammen betrachten, die Funktionsstörungen des Auges und die Erkrankungen seiner äußeren Bedeckungen. Darauf folgen dann in der Reihe die Erkrankungen von Mund, Nase und Rachen. Hieran schließen sich dann die Erkrankungen des Ohres und die Schwerhörigkeit.

Alle diese Gruppen werden an Zahl aber weit überragt von den Verkrümmungen des Rückgrates und den Haltungsanomalien. Deren Zahl ist ersichtlich aus den Listen, welche die Namen der für den orthopädischen Schulkursus geeigneten Kinder enthalten. Im Schuljahr 1912/13 waren 7% der Knaben und 13% der Mädchen aus den Klassen VI—I in diesen Listen verzeichnet. Dabei waren mit Rücksicht auf die geringe Zahl der in diesen Kursen frei werdenden Plätze nur die allerbedürftigsten auf die Liste gesetzt worden; die Anzahl solcher Kinder ist also bedeutend größer. Die Haltungsanomalien stehen daher unter allen Krankheitserscheinungen des Schulkindes an erster Stelle.

Wenn wir nun den Anteil der beiden Geschlechter an den verschiedenen Krankheitsgruppen etwas näher betrachten, so finden wir, daß die Erkrankungen der Nase und des Nasenrachenraumes bei den Knaben häufiger vorkommen als bei den Mädchen; hiermit steht wohl auch das gleiche Verhalten der Ohrenleiden und Gehörstörungen in Zusammenhang. In bezug auf die Sehschärfe sind wieder die Mädchen gegenüber den Knaben bedeutend im Nachteil. Die übrigen Krankheiten sind bei beiden Geschlechtern ziemlich gleichmäßig vertreten, die Unterschiede sind so klein, daß der Zufall hier mitspielen mag.

Wir wenden uns nun zu einer kurzen Besprechung der einzelnen Krankheitsgruppen. Wie wir gesehen haben, stehen die

II. Anomalien der Körperhaltung

ihrer Zahl nach bei den Schulkindern in erster Reihe. Diese Haltungsfehler und Asymmetrien im Körperbau beruhen einerseits auf Erkrankungen der Knochen und Gelenke, andererseits aber auf Schwächezuständen des Muskelsystems. Aus meiner ersten Tabelle ergibt sich, daß die Kinder schon bei ihrer Einschulung überaus zahlreiche Haltungsfehler aufweisen; für deren Entwicklung ist also nicht die Schule verantwortlich zu machen, sondern die in der frühen Kindheit überstandenen Krankheiten des Knochensystems, besonders die Rachitis, und die falsche Behandlung der Kinder im Elternhaus in der Zeit der Entwicklung des Knochen- und Muskelsystems. Ich brauche hier nur an den vielfach fehlerhaften Sitz der Kinder in den ersten Lebensjahren, auf das falsche Tragen der Kinder auf dem Arm, und auf die zu frühzeitigen Gehversuche schwach entwickelter Kinder hinzuweisen. Auch ererbte Verhältnisse spielen hier mit. Daß die Zahl der Haltungsanomalien bei der Einschulung so groß ist, hängt zum Teil auch damit zusammen, daß die Entwicklung der Wirbelsäule in dieser Zeit noch nicht abgeschlossen ist. In der jugendlichen Wirbelsäule sind die späteren Krümmungen noch wenig ausgesprochen; erst in der Zeit vom 11. bis 13. Jahre vollzieht sich die endgültige Formung der Wirbelsäule.

Man würde ja alle diese Anomalien nur als Schönheitsfehler ansehen können und brauchte ihnen keine große Beachtung zu schenken. Wir wissen jedoch, daß die Form der Wirbelsäule und des Brustkorbes von der größten Bedeutung für die Atmung und für die Entwicklung der Lungen ist, und daß ein schlecht ausgebildeter Brustkorb eine Disposition zu Erkrankungen der Lungen schafft. Die Lunge formt zwar den Thorax, doch kann eine durch schlechte Haltung behinderte Thoraxausbildung andererseits wieder die Lungenentwicklung behindern. Aus diesen Gründen bedürfen auch die kleineren Haltungsfehler des wachsenden Kindes der Beachtung.

Die Mehrzahl aller Haltungsanomalien ist durch eine Schwäche der Rückenmuskeln bedingt, vornehmlich der Streckmuskeln des Rumpfes. Der Schultergürtel ist besonders schlecht ausgebildet und hier macht sich sehr leicht ein Überwiegen der Beugemuskulatur und der Adduktionsmuskeln geltend. Spitzig [1]), dessen vortrefflichen Darstellungen ich hier im allgemeinen folge, ist der Ansicht, daß es durch die große Inanspruchnahme des M. pectoralis leicht zu einer Dauerverkürzung dieses Muskels komme. Der Schultergürtel beginnt nach vorn zu sinken; die in früher Kindheit eintretende Senkung der Rippen und des Brustbeines begünstigt diesen Vorgang noch, und so entsteht sehr häufig eine Haltungsdeformität der kleinen Kinder, die als „Flügelschultern" bekannt ist. Das Schulterblatt steht mit seiner inneren Kante von dem Brustkorb ab und die mangelhaft entwickelte Längsmuskulatur des Rückens macht die Formveränderung noch deutlicher. Diese Haltungsanomalie, welche auch unter dem Namen „hängende Schulter, Schulterhochstand, schiefe Schulter, hohe Schulter" beschrieben worden ist, findet sich so häufig, sowohl bei den Schulrekruten, als auch bei den älteren Kindern, daß sie fast als die Regel gelten kann. Kinder, deren Schulterblätter eine normale, symmetrische Stellung einnehmen, sind fast als Ausnahmen zu betrachten, jedenfalls sieht man sie nur bei einer Minderzahl. Bei höheren Graden dieser Deformität fällt schon am bekleideten Körper der unsymmetrische schiefe Verlauf der Schulterlinien und der höhere Stand der einen Schulter auf. Später, wenn die Muskulatur sich kräftigt, kommt dieser Haltungsfehler oftmals noch zum Schwinden, was man namentlich bei den Knaben beobachten kann. Unter den Mädchen findet man jedoch auch bei der Entlassung aus der Schule noch sehr zahlreiche Kinder, welche diese Anomalie zeigen; sie bleibt dann in der Regel auch noch in späteren Lebensjahren nachweisbar.

Spitzig weist darauf hin, daß die Haltung des Kindes als Maßstab für sein körperliches Gedeihen gelten könne. Zur Beurteilung des körperlichen Befindens und der körperlichen Entwicklung ist die Körperhaltung ein sehr empfindlicher und auf kleine Einflüsse reagierender Zeiger. Ganz geringe körperliche Schädigungen geben in der Haltung des Kindes einen deutlichen

---

[1]) Die körperliche Erziehung des Kindes. Urban & Schwarzenberg. 1914.

Ausschlag. Sehr häufig ist mit dieser Schwäche der Muskulatur auch noch eine Formveränderung der Wirbelsäule verbunden. Auch Schultheß sagt, daß fast die Hälfte unserer Schulkinder eine Wirbelsäule hat, an der etwas auszusetzen ist. Wenn auch dabei ein großer Prozentsatz auf schlechte unbestimmte Haltungen zurückzuführen ist, so bedeutet dieses doch an und für sich schon den Ausdruck einer körperlichen Unterwertigkeit der Kinder. Jeder Schularzt weiß, daß die Zahl dieser Rückenschwächlinge sehr groß ist. Oft ist es sehr schwer, festzustellen, ob die deutlich erkennbare schlechte Haltung nur auf einer Schwäche der Muskulatur beruht, oder ob nebenbei auch noch Formveränderungen der Wirbelsäule oder Stellungsanomalien des Schulter- oder Beckengürtels vorhanden sind, die ja allerdings auch sekundärer Natur sein können.

Von den Haltungsanomalien, welche durch Veränderungen der Wirbelsäule verursacht sind, kommen für uns in Betracht der runde oder krumme Rücken, der flache Rücken, der hohle Rücken (Lordose) und die seitliche Verbiegung der Wirbelsäule, die Skoliose. Lange[1]) hat auch noch den Begriff der unbestimmten Haltung aufgestellt. Dabei stellen die Kinder die Wirbelsäule einmal in einem nach rechts konvexen Bogen ein, ein andermal wieder umgekehrt. Ihre Ruhestellung ist eine unbestimmte; sie haben keine sichere Haltung. Ich habe diese „unbestimmte Haltung" bei meinen Schuluntersuchungen sehr häufig beobachtet.

Der runde Rücken ist sehr häufig ererbt. Spitzig erwähnt außerdem den respiratorischen Rundrücken, welcher durch mangelhafte Brustatmung entstanden ist. Die Brustatmung fehlt noch nahezu ganz, die Rippenringe fallen steil und flach nach vorn ab. Die Streckmuskeln sind völlig atrophisch; es besteht reine Bauch- und Flankenatmung. Der flache Rücken, bei welchem die Dornfortsätze meist stark hervortreten, begünstigt eine seitliche Verbiegung der Wirbelsäule.

Viel häufiger als diese sagittalen Haltungsanomalien ist die Skoliose. Diese ist in der großen Mehrzahl aller Fälle durch Rachitis, oder, wie Boehm[2]) vor kurzem nachgewiesen hat, durch

---

1) E. Spitzig, Die körperliche Erziehung. S. 243.
2) Berl. klin. Wochenschr. Nr. 42. 1913. S. 1950.

angeborene Entwicklungsfehler des Rumpfskelettes bedingt. Man findet sie daher schon bei den Schulrekruten. Die in der älteren Literatur so häufig geschilderte Schulskoliose, welche durch den Schulsitz, die Schreibarbeit und anderen Schädigungen der Schule verursacht sein sollte, spielt in den Volksschulen jedenfalls nicht die Rolle, welche man ihr früher beilegte. Nach meinen Erfahrungen findet man in den oberen Klassen, besonders der Mädchenschulen eine geringe Zunahme der Zahl der Rückgratverkrümmungen, welche auf die erwähnten Schädigungen zurückzuführen sein dürfte, diese Zahl ist aber recht klein gegenüber den schon in den ersten Jahren der Kindheit durch Rachitis verursachten seitlichen Rückgratverkrümmungen. Hiermit stimmen auch die Beobachtungen an höheren Schulen überein. Schlesinger[1] berichtet, daß eine Vermehrung der Skoliosen erst in den späteren Jahren, gegen die Tertia hin zu bemerken war, und zwar in größerem Umfange als in der Volksschule.

Daß die Einrichtung unserer Schule, welche in der Hauptsache eine Sitzschule ist, schon vorhandene Skoliosen verschlechtert und zur Entstehung mancher Haltungsfehler beiträgt, bedarf vor einem ärztlichen Forum keiner weiteren Auseinandersetzung, man darf die Schule jedoch nicht für alle hier in Betracht kommenden Schädigungen verantwortlich machen.

Die überwiegende Mehrzahl aller Haltungsanomalien, welche in der Schule zur Beobachtung kamen, sind leichte Fälle. Schwere, durch Rachitis oder durch Tuberkulose verursachte Kyphoskoliosen, Kyphosen und Lordosen sind verhältnismäßig selten.

Zur Verhütung und womöglich auch Besserung hat die Schule nun eine Anzahl von Maßregeln ergriffen. Zweckmäßige Schulbänke sind in den neueren Schulen eingeführt, jedoch wird nach meiner Ansicht in manchen Schulen noch zu wenig auf die richtige Verteilung der Schulkinder auf die für sie passenden Bänke geachtet. Auch die Schreibhaltung der Kinder läßt noch vieles zu wünschen übrig. Ob durch die Einführung der von vielen ärztlichen Autoren verlangten Steilschrift hierin eine wesentliche Besserung zu erzielen ist, steht noch zur Diskussion.

Da man erkannte, daß zwei bis drei Turnstunden in der Woche nicht genügen, um die Muskelkraft der Schuljugend wesentlich

---

[1] Internationales Archiv f. Schulhygiene. 1913. I.

zu kräftigen, hat man an vielen Schulen, an den Tagen, an welchen
kein Turnunterricht stattfand, ein Zehnminutenturnen eingeführt.
Ferner ist auch jede Gelegenheit zu körperlicher Betätigung, wie
Schwimmen, Sport und Spiel als Heilfaktor zu betrachten. Man
sah aber ein, daß für zahlreiche Rückschwächlinge diese Maßnahmen
noch nicht genügen, sondern daß für diese noch besondere gym-
nastische Spezialübungen nötig sind, welche besonders die Streckmuskeln des Rückens kräftigen sollen. Zu diesem Zwecke sind
in einer Reihe von Städten orthopädische Turnkurse eingerichtet worden, welche von orthopädisch ausgebildeten Lehrern
gegeben werden, die ihre Anweisungen von einem Spezialarzt
für Orthopädie erhalten und dessen Überwachung unterstehen.
Gegen diese orthopädischen Schulkurse haben die Fach-Orthopäden
früher vielfach Stellung genommen, indem sie betonten, daß die
Behandlung von Skoliosen nicht in die Schule, sondern in die
Kliniken gehöre. Schultheß hat sogar besondere Schulen für
Skoliotische in Vorschlag gebracht, in denen die Kinder von einem
Facharzt behandelt werden sollen.

Bei den orthopädischen Schulkursen handelt es sich nun
nicht um eine eigentliche Behandlung. Kinder mit ausgeprägten
Krankheitserscheinungen gehören in diese nicht hinein, sollten
vielmehr Spezialinstituten und Kliniken überwiesen werden. Die
Schulkurse haben vielmehr nur den Zweck, speziell die Rückenmuskeln der Rückenschwächlinge zu kräftigen, um so vorhandene
Haltungsfehler und leichte Verkrümmungen der Wirbelsäule vor
allem vor einer Verschlimmerung zu bewahren und sie nach Möglichkeit günstig zu beeinflussen. Eine eigentliche Behandlung findet
also nicht statt und man wird eine völlige Heilung aller Schäden
auch nur selten erwarten können. Der Schularzt, welcher die Teil-
nehmer der orthopädischen Kurse von Zeit zu Zeit sieht, wird
bei ihnen meistens keine wesentlichen Besserungen nachweisen
können. Der Nachweis der Besserung geringer Verbiegungen
der Wirbelsäule ist meistens sehr schwer und nur mit Hilfe der
Wasserwage und genauer graphischer Aufzeichnungen möglich.
Eine Kräftigung vorher schwacher Muskeln objektiv darzustellen,
ist noch schwieriger. Es wäre aber falsch, deshalb den Nutzen
dieser orthopädischen Kurse bezweifeln zu wollen, welcher sich
durch die genauen Aufzeichnungen der Leiter dieser Kurse auch
vielfach nachweisen läßt. Der orthopädische Schularzt in Char-

lottenburg, Dr. Taendler, bezeichnet in seinem Jahresbericht für das Schuljahr 1911/12 die bei diesen Kursen erreichten Erfolge als durchaus gute. In den 45 Kursen befanden sich bei der letzten Kontrolluntersuchung 832 Kinder ($= 3{,}2\,^0/_0$ aller Schulkinder). Von diesen wurden geheilt $15{,}7\,^0/_0$, gebessert $39{,}4\,^0/_0$, wesentlich gebessert $17{,}7\,^0/_0$; gleich geblieben waren $22{,}9\,^0/_0$, verschlechtert hatten sich $4\,^0/_0$. Von den Knaben wurden geheilt $15\,^0/_0$, von den Mädchen $15{,}8\,^0/_0$. Gebessert wurden $41{,}2\,^0/_0$ der Knaben und $38{,}3\,^0/_0$ der Mädchen; wesentlich gebessert wurden $16{,}8\,^0/_0$ der Knaben und $18{,}3\,^0/_0$ der Mädchen; gleich geblieben waren $20{,}6\,^0/_0$ der Knaben und $24{,}3\,^0/_0$ der Mädchen; verschlechtert hatten sich $3{,}8\,^0/_0$ der Knaben und $4{,}2\,^0/_0$ der Mädchen. Das Ergebnis ist also ein recht zufriedenstellendes. Die Einrichtung solcher orthopädischer Schulkurse kann daher allgemein empfohlen werden. Es hat auch den Anschein, als ob der Widerspruch der Fach-Orthopäden gegen diese Kurse, wenn sie von den geschilderten Gesichtspunkten aus betrieben werden, allmählich geringer geworden ist.

Erwähnt sei noch, daß Spitzig die Einrichtung besonderer Klassen für körperlich minderwertige Kinder vorschlägt, in denen die Schädlichkeiten der Sitzschule auf ein Mindestmaß beschränkt werden könnten. Er weist ferner noch auf die Vorteile des Nacktturnens hin, welches vernünftig ausgeführt, der Schuljugend zu großem Nutzen gereichen würde. In Bern ist das Freiluftturnen schon mit gutem Erfolge eingeführt worden. Auch auf die Eltern wird dadurch erzieherisch gewirkt, daß ihnen die Unvernunft der übermäßigen Bekleidung vor Augen geführt wird, und für den Lehrer ist der Augenschein von Vorteil, welchen er bei jeder Stunde von der Körperhaltung seiner Schüler bekommt. Die schauderhaften Haltungsdefekte unserer Schulkinder, meint Spitzig, würden dem Lehrer, dem Schularzt und der löblichen Schulbehörde durch dieses Freiluftturnen erst recht zum Bewußtsein gebracht werden.

III. Die Blutarmut.

Wie sich aus den Tabellen I und II ergibt, steht die Blutarmut unter den Krankheitssymptomen der Schulrekruten bei den Mädchen an vierter, bei den Knaben an fünfter Stelle. Unter den Mädchen finden sich beinahe $10\,^0/_0$ mehr Anämien, als unter den Knaben.

Bei den älteren Kindern dagegen steht unter den Fällen, die einer Behandlung bedürfen, die Blutarmut an erster Stelle und ist bei beiden Geschlechtern in fast gleicher Prozentzahl vertreten. Die Diagnose der Blutarmut wird meist nur aus der Blässe der Haut und der Schleimhäute gestellt. Dieses Symptom ist aber, wie Erich Müller-Berlin in einem jüngst gehaltenen Vortrag in dem Fortbildungskurs über Kinderkrankheiten ausführte, für die Diagnosenstellung nicht zu verwerten. Die Diagnose kann vielmehr nur auf Grund einer exakten chemischen und mikroskopischen Untersuchung des Blutes gestellt werden. Die Methoden dieser Blutuntersuchung sind noch so schwierig und zeitraubend, daß sie nur in den Kliniken angewendet werden können. Diese Untersuchungen haben aber ergeben, daß die Zustände von Blutarmut, welche man besonders häufig bei Schulkindern sieht und die man deshalb als Schulanämien bezeichnet hat, überhaupt keine Anämien sind, denn man hat bei solchen Fällen unter Verwendung der feinsten Untersuchungsmethoden keine pathologischen Veränderungen des Blutes gefunden. Erich Müller schlägt deshalb den Namen „Scheinanämien" für diese Zustände vor. Die blasse Farbe der Haut und der Schleimhäute ist vielmehr bei vielen Kindern ein Symptom einer Gleichgewichtsstörung des regulativen Nervensystems, indem der Sympathikus das Übergewicht über die anderen Gefäßnerven erlangt und zu einer dauernden Kontraktion der Blutgefäße, besonders des Gesichtes, führt. Hierdurch wird die blasse Gesichtsfarbe erzeugt. Man findet sie daher auch hauptsächlich bei neuropathischen Kindern mit labilem Nervensystem. Sehr oft ist sie auch in der Familie erblich. Ferner ist die Haut in manchen anderen Fällen deshalb ärmer an Blut und daher blasser, weil in den inneren Organen eine vermehrte Blutfülle vorhanden ist. Endlich gibt es Scheinanämien, welche durch lokale Verhältnisse bedingt sind, so durch eine sehr dicke Haut, welche die Blutgefäße nicht durchscheinen läßt, oder durch eine schlechte Entwicklung des Kapillarsystems der Haut, wie sie namentlich beim Lymphatismus vorkommt.

Die echten Anämien im Schulalter sind alle sekundärer Natur; primäre Anämien in diesem Alter gibt es nicht. Nach Infektionen kommt es häufig zu anämischen Zuständen, namentlich bei Lues und Tuberkulose. Hier wirken die gebildeten Toxine schädigend auf die blutbereitenden Organe. Es werden jedoch nicht alle tuberkulösen Kinder anämisch. Wir kennen den Grund hierfür nicht; vielleicht liegt eine angeborene Disposition für die Entwicklung der Blutarmut vor, indem die Hilfsmittel für die Blutbildung nicht ausreichen.

Die meisten sekundären Anämien beruhen jedoch auf alimentärer Basis. Namentlich ist es die fehlerhafte Qualität der Nahrung, besonders der Eisenmangel der Nahrung, welche als die Ursache anzusehen ist. Zu reichliche Milchnahrung spielt hierbei eine wichtige Rolle.

Schließlich kann auch erhöhter Blutverbrauch die Ursache einer Anämie sein, wie er bei Blutern, bei Wurmkrankheiten, bei Herzleiden und anderen vorkommt. Auch Blutaustritte, wie sie z. B. bei der exsudativen Diathese beobachtet werden, kommen hier in Betracht.

Wie ich schon erwähnte, ist es mir bei der Untersuchung der Schulrekruten aufgefallen, daß eine sehr große Anzahl der Kinder eine belegte Zunge hatte. Dies deutet nach meiner Ansicht darauf hin, daß ein katarrhalischer Zustand des Magendarmtraktes vorhanden war, der wohl in den meisten Fällen durch eine falsche Ernährung veranlaßt ist. Daß diese sehr häufig vorkommt, geht aus den Beobachtungen vieler Ärzte und Schulmänner hervor. Ich bin daher immer der Ansicht gewesen, daß die Blutarmut der Schulkinder in einer großen Anzahl der Fälle auf falscher Ernährung beruhe. Die Ausführungen von Erich Müller haben mich in dieser Ansicht nur noch bestärkt. Unhygienische Wohn- und Schlafräume mögen dabei auch noch eine Rolle spielen.

Die Schule selbst jedoch hat, soweit der Unterricht in einwandsfreien Räumlichkeiten stattfindet, mit der Entstehung der Schulanämien nichts zu tun. Bei der Behandlung anämischer Zustände ist daher das Hauptgewicht auf eine rationelle Ernährung zu legen. Ich habe früher schon an anderer Stelle [1]) auf die Wichtigkeit einer Belehrung über die Ernährung des Schulkindes hingewiesen und habe zu diesem Zweck ein Merkblatt ausgearbeitet, welches zur Verteilung an die Eltern der Schulkinder geeignet ist.

Der behandelnde Arzt sollte daher, wenn ihm ein Schulkind wegen Blutarmut überwiesen wird, die Mühe nicht scheuen, sich

---

[1]) Ratschläge über die Ernährung der Schulkinder in Form eines Merkblattes. Soziale Hygiene. 1912. Nr. 7 und Zeitschrift f. Schulgesundheitspflege. 1912. Nr. 8.

über die Ernährung des Kindes im Elternhause zu orientieren und, falls es nötig erscheint, — und es dürfte sehr oft nötig sein — die Eltern über eine zweckmäßige Diät zu belehren. Ob er daneben noch Medikamente verordnet oder nicht, ist nach meiner Ansicht weniger wichtig als diese Belehrung. In der Hoffnung auf eine solche habe ich auch meist die blutarmen Kinder einer ärztlichen Behandlung empfohlen. Ich glaube aber, daß diese Regelung der Ernährung noch größerer Beachtung seitens der behandelnden Ärzte bedarf, als ihr bisher geschenkt wurde. Der Erfolg aller der Wohlfahrtseinrichtungen, welche die Kommunen an vielen Orten zur Kräftigung blutarmer und schwächlicher Kinder begründet haben, so der Ferienkolonien, Waldschulen und Erholungsstätten, beruht doch zu einem großen Teil auf der Verabreichung einer guten und zweckmäßig gewählten Kost. Da wir diese Einrichtungen später noch genauer besprechen werden, seien sie hier nur kurz erwähnt.

Dem Schularzt werden sehr häufig, namentlich in der Mädchenschule, Klagen über Stiche und Schmerzen in der Herzgegend oder unterhalb der Rippenbögen vorgetragen. Die Untersuchung ergibt dann meistens eine starke Auftreibung des Leibes durch angesammelte Gase. Verdauungsstörungen, meist wohl durch Stuhlträgheit veranlaßt, sind als die Ursache dieser Beschwerden anzusehen. Manchmal ergibt die Anamnese auch Anhaltspunkte hierfür. Sehr häufig aber sind von den Kindern keine zuverlässigen Angaben über ihre Verdauung zu erlangen, und oft ergibt auch die Befragung der Eltern kein rechtes Resultat, weil diese sich viel zu wenig um die Darmtätigkeit ihrer Kinder kümmern.

Zu den inneren Krankheiten, mit denen wir uns noch zu beschäftigen haben, gehören ferner noch

IV. Die Herzkrankheiten.

Die Zahl der herzkranken Schulkinder ist nach meinen Erfahrungen nicht so ganz klein. Nach der Tabelle I fanden sich allerdings bei fast $11\,^0/_0$ der Schulrekruten Herzgeräusche, doch sind diese Kinder, wie wir später sehen werden, deshalb noch nicht als herzleidende anzusehen. Bei den älteren Kindern läßt sich aus der Zahl der an die Eltern geschickten Mitteilungen kein Schluß auf die Zahl der Vitien ziehen, denn das für diese Mitteilungen verwendete Formular umfaßt auch noch Magenleiden und ander innere Krankheiten und die Zahl der Magenleiden ist, wie ich vorhin schon angeführt habe, ziemlich groß, jedenfalls größer als die der Herzleiden. Außerdem bedürfen die meisten an Vitium cordis leidenden Kinder nicht der ärztlichen Behandlung. Ich habe daher, um die Zahl der Kinder festzustellen, welche Erscheinungen von seiten des Herzens aufwiesen, die Gesundheitsscheine durchgesehen und den bei der letzten Untersuchung im laufenden Schuljahr erhobenen Befund notiert. Dabei ergab sich, daß $8{,}5\,^0/_0$ der Kinder Herzerscheinungen hatten; von denen fast $^2/_3$ wohl nicht auf organische Veränderungen beruhten. Bei $2{,}3\,^0/_0$ der Kinder fanden sich Herzgeräusche, welche ich als Zeichen eines Vitium cordis ansah, bei $6{,}2\,^0/_0$ waren unreine oder stark akzentuierte Herztöne oder leichte Pulsveränderungen zu beobachten. Interessant ist die Beteiligung der beiden Geschlechter. Bei den Knaben fanden sich $9{,}6\,^0/_0$ Herzsymptome, bei den Mädchen $7{,}4\,^0/_0$. Während funktionelle oder unsichere Herzerscheinungen bei Knaben ($6{,}1\,^0/_0$) und Mädchen ($6{,}3\,^0/_0$) in fast ganz gleicher Anzahl beobachtet wurden, überwiegen die Vitien bei den Knaben mit $3{,}4\,^0/_0$, um $2{,}3\,^0/_0$ die bei den Mädchen festgestellten Herzfehler ($1{,}1\,^0/_0$). Diese stärkere Beteiligung der Knaben, welche wir schon bei den Schulrekruten sahen, cf. Tabelle I, verdient Beachtung. Ich fand bei den Knaben häufiger das Überstehen eines Gelenkrheumatismus notiert, doch mag das Zufall sein. Die anamnestischen Angaben in unseren Gesundheitsscheinen sind wenig zuverlässig, man kann daher aus ihnen keine Schlüsse ziehen.

Herzgeräusche der verschiedensten Art und Stärke findet man also bei beiden Geschlechtern ziemlich häufig, jedoch sind, wie erwähnt, die meisten von diesen nur akzidentelle, nicht durch organische Herzleiden bedingte. Sie können leicht zu Verwechslungen mit den letzteren führen. Als Schularzt macht man recht häufig die Erfahrung, daß bei einer Untersuchung ein deutliches Herzgeräusch zu hören ist, das aber bei der nächsten Untersuchung verschwunden ist und dann auch später im Laufe der ganzen Schulzeit nicht wieder nachweisbar wird. In diesen Fällen möchte ich annehmen, daß es sich meistens um ein auf funktionellen Ursachen beruhendes Geräusch, nicht um ein durch organische Veränderungen bedingtes gehandelt hat. Allerdings ist die Möglichkeit nicht ausgeschlossen, daß doch eine Endokarditis vorhanden war, die zur Ausheilung gekommen oder wenigstens latent geworden ist. Ernster ist der umgekehrte Fall aufzufassen, den man auch hin und wieder beobachtet, daß bei einem bisher gesunden Kinde plötzlich ein Vitium nachzuweisen ist. Wenn eine Infektionskrankheit vorhergegangen ist, wird man sich darüber ja nicht wundern; häufig ergibt die Befragung jedoch keinerlei Anhaltspunkte hierfür. Da die Eltern jedoch sehr oft leichte Erkrankungen ihrer Kinder übersehen — sogar Scharlach wird manchmal nicht bemerkt — so ist es leicht möglich, daß eine nicht beachtete Infektionskrankheit oder andere toxische Noxen für die Entstehung des Herzleidens verantwortlich zu machen sind. Abgesehen von diesen lauten Herzgeräuschen, welche denselben Charakter wie die bei Vitien vorhandenen tragen, findet man sehr häufig eine Unreinheit des ersten Herztones in allen Stärkegraden, so daß der eine Untersucher hier manchmal vielleicht von einem deutlichen Herzgeräusch, der andere von einem unreinen Herzton sprechen würde.

Die Deutung der akzidentellen Herzgeräusche ist ja noch ganz unsicher. Am häufigsten beobachtet und bekannt sind die sogenannten anämischen Geräusche, welche Erich Müller auf eine Erhöhung der Geschwindigkeit des Blutes zurückführt, ebenso wie das Nonnensausen. Mir ist es nun aufgefallen, daß man sehr häufig bei Kindern mit Deformationen des Thorax Herzgeräusche oder richtiger gesagt, einen unreinen ersten Herzton hört. Diese Geräusche waren bei Knaben häufiger zu hören als bei Mädchen. Hierauf ist wohl die größere Anzahl der Herzsymptome bei den Knaben in der Tabelle I (Schulrekruten) zurückzuführen. Deformationen des Thorax, meist durch Rachitis bedingt, sind, wie wir gesehen haben, bei Knaben öfter zu beobachten, als bei Mädchen. Hierdurch erklärt sich die häufigere Feststellung dieses rachitischen Herzgeräusches bei den Knaben. Ich konnte mir diesen Umstand lange nicht recht deuten und suchte vergeblich nach ähnlichen Beobachtungen in der Literatur. Eine Bemerkung von Henoch [1] scheint mir jedoch eine Erklärung für meine Befunde zu enthalten. Dieser sagt bei Besprechung der Anämien: „Abnorme Geräusche am Herzen konnte ich nie wahrnehmen, sobald ich nur die Vorsicht gebrauchte, das Stethoskop leise aufzusetzen; denn jeder stärkere Druck desselben auf die Rippenknorpel kann allerdings sofort den ersten Ton unrein oder geräuschartig machen, und zwar,

---

[1] Vorlesungen über Kinderkrankheiten. Berlin 1897. S. 817.

wie mir schien, bei anämischen noch leichter, als bei gesunden Kindern". Es erscheint mir daher zweifellos, daß der von mir erhobene Befund auf den Druck der noch sehr weichen, häufig nach innen gebogenen Thoraxwand auf das Herz zurückzuführen ist. Durch diesen Druck mögen im Herzen Wirbelbewegungen des Blutes erzeugt werden, welche die geschilderten Herzgeräusche hervorrufen. Ein leichter Druck des Stethoskopes auf die deformierte Thoraxwand läßt sich aber bei unruhigen Kindern, wenn man diese im Stehen untersucht, nicht immer ganz vermeiden.

Daß Herzgeräusche ohne pathologische Bedeutung im Kindesalter sehr häufig sind, betont auch Schlieps[1]). Dieser fand unter 273 Kindern, welche er in der Charité-Kinderklinik untersuchte, 100 mit systolischen Herzgeräuschen, welche er als pseudokardiale bezeichnet. Er will sie nicht als anämische ansehen, weil keine Anämie bestand. $^2/_3$ aller funktionellen Herzgeräusche sind kardiopulmonal; sie sind dadurch charakterisiert, daß sie von äußeren Bedingungen, besonders vom Lagewechsel abhängig sind. Geräusche, welche z. B. nur im Liegen, Sitzen oder Stehen gehört werden, und bei Lagewechsel verschwinden, sind absolut sicher kardiopulmonal. Psychische Erregungen lassen sie deutlicher hervortreten, daher findet man sie häufig in der Schule, dagegen bringt ein leichter Druck mit dem Hörrohr sie oft zum Verschwinden. Man findet sie bei völlig gesunden Kindern, die weder subjektiv noch objektiv irgendwelche andere Herzabnormitäten aufweisen. Sie sind vielleicht dadurch zu erklären, daß die Lungenränder der Formveränderung des Herzens bei jeder Zusammenziehung folgen, wodurch verschiedenartige Geräusche entstehen können.

Anders zu bewertende Geräusche fand Schlieps bei 37 blassen, mageren, neuropathischen Kindern. Diese zeichneten sich durch ihre Konstanz aus und waren am stärksten an der Herzspitze, an der Stelle des ersten Tones, wurden jedoch durch psychische Erregungen zum Schwinden gebracht. Sie sind wohl durch eine Herabsetzung des Tonus des Herzmuskels hervorgerufen; der Autor möchte sie daher als „atonische Geräusche" bezeichnen. Anstatt der bei solchen Fällen häufig verordneten Schonung und Bettruhe,

---

[1]) Jahrbuch f. Kinderheilkunde. 76. Bd. Heft 3. 1912. Ref. in d. Zeitschrift f. Schulgesundheitspflege. Nr. 10. 1913.

ist Kräftigung der Skelettmuskulatur und des Herzmuskels durch maßvolle körperliche Anstrengung zu empfehlen.

Klagen über Herzklopfen, Herzstiche usw. sind in den Mädchenschulen sehr häufig. Meist handelt es sich um nervöse Kinder ohne jeglichen Herzbefund, sehr oft aber ist auch, wie ich schon erwähnte, ein durch Verdauungsstörungen verursachter Meteorismus der Grund für diese Klagen, welche sehr oft vorgebracht werden, in der Hoffnung, daß die Klägerinnen deshalb vom Turnunterricht befreit werden würden. Im Gegensatz hierzu habe ich mehrmals feststellen können, daß frische, kräftige Knaben, die ohne irgendwelche Beschwerden körperliche Übungen jeglicher Art trieben, ausgesprochenen Herzfehler aufwiesen. Meist handelte es sich um Kinder, die von auswärts gekommen und bisher nicht ärztlich untersucht waren. Ferner möchte ich über einen Knaben berichten, den ich wegen eines Herzfehlers vom Schulturnen befreite, der aber dafür, wie ich später hörte, in einem privaten Turnverein eifrig mitturnte und als sehr guter Turner geschildert wurde. Diese Fälle zeigen, daß man mit der Zulassung zum Turnunterricht nicht allzu ängstlich zu sein braucht. Ich pflege nur Kinder mit ausgesprochenen Herzleiden vom Turnen zu dispensieren; die übrigen, welche leichte Herzerscheinungen oder subjektive Beschwerden aufweisen, lasse ich an den leichten Frei- und Geräteübungen teilnehmen, welche für sie oft geradezu ein Kurmittel darstellen.

V. Die Erkrankungen der Organe des Mundes, des Rachens und der Nase.

In jeder Klasse fällt eine Anzahl von Kindern auch dem aufmerksamen Lehrer und Laien dadurch auf, daß sie meistens mit geöffnetem Munde auf ihrem Platze sitzen. Auch der Klang ihrer Sprache, die sogenannte tote oder nasale Sprache macht diese Kinder kenntlich. Der Arzt findet bei der Einzeluntersuchung außer diesen noch andere Kinder, welche die Symptome der behinderten Nasenatmung aufwiesen. Mit dieser hat man bekanntlich auch die Aprosexia nasalis, die Unfähigkeit solcher Kinder, ihre Aufmerksamkeit längere Zeit zu konzentrieren, in Zusammenhang gebracht. Bei einer dritten Gruppe endlich, welche keine auffallenden Merkmale zeigen, macht ein Ohrenleiden das Vorhandensein von Wucherungen im Nasenrachenraum wahrscheinlich.

Die Mundatmung ist in der Mehrzahl der Fälle durch eine Hypertrophie der Rachenmandel verursacht. Weniger häufig ist sie durch eine starke Schwellung der Gaumenmandeln bedingt und in selteneren Fällen spielen hier auch Hypertrophien der Nasenmuscheln und Deformitäten des knöchernen Nasengerüstes mit. Wie aus meinen Tabellen I und III hervorgeht, sind diese Erkrankungen so häufig, daß sie bei den Schulrekruten an der Spitze aller hier beobachteten Krankheitserscheinungen stehen. Aber auch bei den älteren Kindern gehören sie zu den häufigsten Erkrankungen, welche ärztlicher Behandlung bedürfen. Diese ist erforderlich, weil durch adenoide Vegetationen bekanntlich sehr oft schwere Erkrankungen des Gehörorganes und Schwerhörigkeit verursacht wird. Ferner scheinen sie oft ungünstig auf die Intelligenz der Kinder zu wirken, vielleicht dadurch, daß sie zu Zirkulationsstörungen im Gehirn Veranlassung geben oder daß sie toxische Stoffe produzieren.

Über die Ätiologie dieser Wucherungen sind die Ansichten noch nicht geklärt. Während man sie früher als Erscheinungen der Skrofulose ansah und dann den Tuberkelbazillus mit ihrer Entstehung in Zusammenhang brachte, ist diese Annahme wohl jetzt ganz aufgegeben. Die neuere pädiatrische Schule führt sie auf die exsudative lymphatische Diathese zurück.

Da die Behandlung dieser Krankheitserscheinungen in der Hauptsache eine chirurgische ist, sind die Eltern meist schwer dazu zu bewegen, die Entfernung der Wucherungen vornehmen zu lassen. Die Mitwirkung bei der Behandlung der adenoiden Vegetationen ist daher die Hauptdomäne der Schulschwester. Vor der Anstellung der Schulschwester waren die Erfolge der schulärztlichen Ratschläge auf diesem Gebiete recht schlechte. Seitdem wir Schulschwestern haben, hat sich das gänzlich geändert und das Ergebnis ist ein recht befriedigendes. Die Schulschwester begleitet, wenn die ängstlichen und messerscheuen Eltern es wünsehen, das behandlungsbedürftige Kind zum Arzt und assistiert bei der Operation. Unter den 2073 Fällen, welche in den letzten Jahren den Schulschwestern aus den Charlottenburger Gemeindeschulen überwiesen wurden, befanden sich 610 (= 29,4 %) Kinder, welche an Mundatmung litten. Von diesen wurden etwas mehr als die Hälfte operativ behandelt.

Aus diesen Ausführungen ergibt sich, daß es nötig ist, wegen der Häufigkeit der Erkrankungen der Nase und des Rachens dafür zu sorgen, daß den unbemittelten Schulkindern in solchen Fällen unentgeldliche Behandlung durch einen Spezialarzt gewährt wird. In Charlottenburg ist seit kurzem von der Stadt ein solcher Arzt zur Untersuchung und Behandlung der Ortsarmen angestellt worden, der auch die bedürftigen Schulkinder zu versorgen hat. Zur Vorführung dieser Kinder und zur eventuellen Hilfeleistung ist, wie schon erwähnt, die Mitwirkung einer Schulschwester kaum zu entbehren.

VI. Die Augenleiden und Sehstörungen.

Ein gut funktionierendes Sehorgan ist gerade für das Schulkind von der allergrößten Wichtigkeit. Sehstörungen beschränken es erheblich in seiner Arbeitsfähigkeit und verhindern infolgedessen sein gleichmäßiges Fortschreiten im Unterricht. Da dies schon früh erkannt worden ist, hat man den Sehstörungen zuerst größere Aufmerksamkeit gewidmet und man kann wohl sagen, daß die moderne Schulhygiene eigentlich erst von den durch den Breslauer Augenarzt Hermann Cohn ausgeführten systematischen Untersuchungen der Sehschärfe der Schulkinder ihren Ausgang genommen hat. Hierbei handelte es sich allerdings hauptsächlich um die Klärung der Frage der Schulmyopie, welche in den höheren Schulen in großer Ausbreitung angetroffen wurde. In den Volksschulen spielt dieses Leiden gegenüber den anderen Sehstörungen, wie wir noch sehen werden, keine sehr große Rolle.

Da die Erkrankungen der Lider und der Bindehaut durch Ernährungsstörungen, Reizzustände usw. auch auf das Sehorgan selbst schädlich einwirken können, so bedürfen sie auch sorgsamer Beachtung. Wenn sie auf die Hornhaut fortschreiten, so können sie auch für sich allein, indem sie Trübungen, Flecke und Narben zurücklassen, zu einer Störung des Sehvermögens führen.

Wir sehen aus der Tabelle I, daß sich gerade bei den Schulrekruten recht viele äußere Augenleiden finden. Die Blepharitiden, Konjunktivitiden, Phlyktänen, Maculae corneae findet man bei der Einschulung und in den ersten Jahren des Schulbesuches

recht häufig. Später werden sie seltener. Viele dieser Krankheitserscheinungen beruhen wohl auf Skrofulose oder, nach der Ansicht
der modernen Pädiater, auf der lymphatischen Diathese. Auch die
Schielstellungen des Auges sind in meiner Tabelle zu den äußeren
Augenleiden gerechnet, wenn ihre Ätiologie auch in den einzelnen
Fällen eine ganz verschiedene ist, ebenso der Nystagmus. In bezug
auf die Häufigkeit ihres Vorkommens zeigt sich bei beiden Geschlechtern nur ein ganz geringer Unterschied zu ungunsten der Mädchen,
ein Verhältnis, das auch im späteren Schulleben noch weiter bestehen bleibt.

Die Untersuchung der Sehschärfe macht ja bei den
Schulrekruten immer einige Schwierigkeiten, wenn sie auch im
allgemeinen ganz gut durchführbar ist. Es finden sich jedoch
immer einzelne Kinder, bei denen es zunächst zweifelhaft ist,
ob wirklich eine Herabsetzung der Sehschärfe vorliegt, oder ob die
Intelligenz des Kindes für diese Prüfung noch nicht ganz ausreicht.
Erst die nach einem Jahre wiederholte Untersuchung bringt dann
meist völlige Aufklärung. Manchmal ist dann die bei der ersten
Sehprüfung beobachtete Sehstörung geschwunden. Auf diese
Schwierigkeit der Technik möchte ich es auch zurückführen, daß
sich unter den neueingeschulten Knaben etwas mehr Fälle von
Sehschwäche finden als bei den Mädchen. Ich habe ja schon früher
darauf hingewiesen, daß es unter den Knaben mehr Kinder gibt,
die in ihrer geistigen Entwickelung etwas zurückgeblieben sind.
Im übrigen ist der Unterschied der Prozentzahlen so gering, daß
er auch auf Zufall beruhen kann.

Ich benütze zu meinen Untersuchungen die Sehprobentafel
für Kinder von Dr. Ernst Heimann (2. Auflage), welche eine
schwarze Hand mir ausgestrecktem Zeigefinger auf weißem Hinter-
grund darstellt, deren Richtung in fünf Meter Entfernung von einem
normalen Auge gut erkannt wird. Diese Tafel hat sich mir sehr
gut bewährt; ich verwende sie ausschließlich sowohl bei der Untersuchung der Schulrekruten, wie auch der älteren Kinder. Normal
begabte Kinder verstehen ohne weitere Erklärung und Vorübung,
worauf es bei der Prüfung ankommt. Diese Prüfung ist zugleich
eine Intelligenzprüfung, denn die Kinder, bei denen sie versagt,
erweisen sich später meist als schwach begabt oder als so zerstreut,
daß sie ihre Aufmerksamkeit auch nicht für kurze Zeit konzentrieren
können. Prüfungen mit Gläsern werden bei uns nicht vorgenommen;

ich halte sie auch nicht für erforderlich. Die Kinder, welche eine Störung des Sehvermögens zeigen, werden dem Augenarzt zur genauen Untersuchung und weiteren Veranlassung überwiesen. Älteren Kindern, welche eine auch nur geringe Herabsetzung des Sehvermögens haben, pflege ich stets augenärztliche Untersuchung zu empfehlen.

Aus Tabelle III ergibt sich, wie ja schon erwähnt wurde, daß auch schon in den Gemeindeschulen die Anzahl der Kinder, welche eine Herabsetzung der Sehschärfe aufweisen, recht groß ist, wenn sie auch lange nicht die Höhe erreicht, wie sie in den höheren Schulen seit langem bekannt ist. Woher es kommt, daß bei den Mädchen die Zahl der Sehstörungen fast doppelt so groß ist, als bei den Knaben vermag ich mir nicht zu deuten. Es kommen bei den Mädchen ja wohl einzelne Fälle vor, welche auf nervöser Grundlage, wie Hysterie u. a., vielleicht auch auf Blutarmut beruhen; diese allein vermögen jedoch das Überwiegen der Sehschwäche bei den Mädchen nicht zu erklären.

Unter den Refraktionsstörungen stehen die Hypermetropien und der Astygmatismus im Vordergrunde, die Myopie ist seltener, und schwerere Grade, namentlich fortschreitende Kurzsichtigkeit werden nur äußerst selten beobachtet. Verhältnismäßig sehr häufig ist Anisometrie, verschiedene Refraktion auf beiden Augen, welche in der Regel angeboren ist. Ich habe sogar mehrere Fälle beobachtet, in welchen das eine Auge völlig blind, das andere jedoch normal war. Diese Fälle sind sehr häufig mit Schielstellung eines Auges verbunden; ob diese oder die Herabsetzung der Sehschärfe das Primäre ist, dürfte wohl in den einzelnen Fällen verschieden sein.

Eine regelmäßige Zunahme der Sehstörungen von den unteren zu den oberen Klassen ist nicht zu bemerken, die Verteilung auf die einzelnen Klassen ist ziemlich verschieden, jedoch scheint meist in der zweiten und ersten Klasse eine geringe Zunahme vorhanden zu sein; doch ist das vielleicht auch Täuschung, weil diese Klassen meist kleiner sind als die unteren.

Ich habe nun, um einen Überblick über die Sachlage zu geben, das Ergebnis der Augenuntersuchungen in den beiden mir unterstellten Gemeindeschulen im Schuljahr 1912/13 in Tabellenform zusammengestellt.

Die Zahlen dieser Tabelle V sind noch höhere als die in der Tabelle III, was sich daraus erklärt, daß sie eben alle Fälle enthalten, während Tabelle III nur diejenigen wiedergibt, welche augenärztlicher Untersuchung bedurften, was natürlich bei den Kindern nicht mehr nötig war, welche schon früher auf Veranlassung der Eltern oder weil sie aus anderen Schulen kamen, mit Brillen versorgt waren.

Tabelle V.

	Knaben	%	Mädchen	%	Kinder zusammen	%
Herabgesetzte Sehschärfe	69	9,4	89	12,7	158	11,3
Weniger als ⁴/₅ Sehschärfe . . .	43	5,8	58	8,3	101	7,2
Nur auf einem Auge herabgesetzte Sehschärfe	18	2,4	40	5,7	58	4,1
Verschiedene, jedoch auf beiden Augen herabgesetzte Sehschärfe	37	5,0	61	8,7	98	7,0
Schielen bei normaler oder herabgesetzter Sehschärfe	18	2,4	21	3,0	39	2,8
Brillen haben	32	4,3	41	5,8	73	5,2

Also 11,3 % Kinder zeigten eine Herabsetzung der Sehschärfe, welche bei etwa zwei Fünfteln nur ganz gering war, bei zirka drei Fünfteln etwas höhere Grade erreichte.

Die Bedeutung der Sehstörungen für die Schularbeit, sowie die große Zahl dieser Fälle machen besondere Maßregeln zur Verhütung von Schädigungen der Kinder erforderlich.

Hierzu ist vor allem die Feststellung aller Kinder nötig, welche eine Herabsetzung der Sehschärfe aufweisen. Es muß daher die Untersuchung der Augen aller Schulkinder gefordert werden und zwar muß bei der Wichtigkeit einer frühzeitigen Entdeckung von Sehstörungen diese Untersuchung alljährlich in systematischer Weise vorgenommen werden. Ich habe bei diesen Untersuchungen schon mehrfach ältere, aus anderen Schulen von Groß-Berlin oder von auswärts umgeschulte Kinder gefunden, welche auf einem Auge völlig blind waren. Weder die Kinder selbst, noch die Eltern und Lehrer hatten von diesem Defekt etwas bemerkt; namentlich die letzteren waren von diesem Befund sehr überrascht. Daß eine solche Feststellung für die Arbeitsfähigkeit im späteren Leben und für die Berufswahl von der größten Wichtigkeit ist, liegt auf der Hand. Solche Feststellungen lassen sich aber nur durch systematische alljährlich wiederholte Augenuntersuchungen machen. Ich bin der Ansicht, daß jeder Schularzt diese Sehprüfungen in völlig genügender Weise ausführen kann, ja ich weiß aus eigener Erfahrung, daß sogar die Lehrer diese Untersuchungen ganz gut machen können, wenn sie vom Schularzt genügend angeleitet und überwacht werden. Ist doch ein großer Teil des von dem Augenarzt Hermann Cohn-Breslau bearbeiteten großen Materials unter Mitwirkung der Lehrerschaft gewonnen worden. Die Anstellung von besonderen Schulaugenärzten für diese Untersuchungen halte ich nicht für erforderlich.

Für die Kinder, bei welchen Sehstörungen festgestellt sind, muß augenärztliche Untersuchung empfohlen werden. Bei den Kindern mittelloser Eltern muß diese Untersuchung, sowie die Beschaffung der verordneten Brille kostenlos geschehen, indem die Armenverwaltung die Kosten hierfür übernimmt. In Großstädten ist die Anstellung eines Augenarztes für die Versorgung augenleidender Stadtarmer zu empfehlen, der auch die Kinder zu untersuchen und zu behandeln hat. In Charlottenburg ist dies seit einigen Jahren der Fall und dies System hat sich durchaus bewährt.

Viele Eltern haben eine Abneigung dagegen, ihre Kinder von einem Augenarzt untersuchen zu lassen, weil sie das für unnütz halten, namentlich wenn sie selbst keine Sehstörung bemerkt haben. Wieder andere wünschen nicht, daß ihr Kind eine Brille trägt. Eine vom Arzt verordnete Brille wird daher sehr häufig gar nicht angeschafft. In allen diesen Fällen leistet wieder die Schulschwester sehr gute Dienste, indem sie die Eltern zu belehren und aufzuklären sucht und die Kinder nach erlangter Einwilligung der Eltern zum Arzt führt. Bei Mittellosigkeit der Eltern besorgt sie dann noch die verordnete Brille auf Kosten der Stadt. Nächst den adenoiden Wucherungen waren es die Sehstörungen, welche in Charlottenburg am häufigsten das Eingreifen der Schulschwester erforderlich machten. In 481 solchen Fällen (23% aller Fälle) hatten die Schulschwestern in den letzten Jahren in Tätigkeit zu treten.

VII. Die Tuberkulose.

Wir kommen jetzt zur Besprechung der Tuberkulose des Schulkindes, mit welcher wir uns eingehender beschäftigen wollen. Dieses Leiden bedarf besonderer Berücksichtigung, nicht weil es durch die Häufigkeit seines Vorkommens in der Schule eine große Rolle spielt, sondern vielmehr hauptsächlich wegen der Bedeutung, welche einer Form der Tuberkulose, der Lungentuberkulose, für das spätere Leben des Kindes nach beendigter Schulpflicht, zukommt. Die Arbeitsfähigkeit im späteren Leben ist ja zum Teil auch von dem Gesundheitszustande des Schulkindes abhängig. Das große Interesse, welches im letzten Dezennium gerade der Lungentuberkulose, entgegengebracht wird, rechtfertigt es, daß wir diese Krankheit besonders in ihren ersten Anfängen, also auch während der Jahre der Schulpflicht, möglichst genau erforschen, um dadurch die wirksamsten Mittel im Kampfe gegen diese Volksseuche kennen zu lernen, welche wie keine andere gerade die Angehörigen der Arbeiterbevölkerung dezimiert. Unsere Anschauungen über die Lungentuberkulose haben sich in der letzten Zeit sehr geändert. Während man früher dieses Leiden eigentlich nur bei den Erwachsenen kannte, bezeichnet Hamburger die Tuberkulose als eine Kinderkrankheit. Baginsky[1]) sagt als Berichterstatter des Ausschusses einer Organisation zur systematischen Bekämpfung der Tuberkulose im Kindesalter im Zentralkomitee zur Bekämpfung der Tuberkulose im Mai 1910 in Berlin, daß es manchmal fast so schiene, als ob es nur eine Krankheit des Kindesalters gäbe: Die Tuberkulose. Der Schularzt Steinhaus[2]) in Dortmund bezeichnet die Tuberkulose als die dominierende Erkrankung im schulpflichtigen Alter.

Zu diesen Äußerungen und Beobachtungen stehen im allgemeinen die Erfahrungen der übrigen Schulärzte in einem krassen Gegensatz. Es herrscht auf diesem Gebiete überhaupt noch viel Unklarheit und Unsicherheit.

---

[1]) cf. Referat in der Zeitschrift für Schulgesundheitspflege. 1910. Nr. 8. S. 550.

[2]) Beobachtungen über die Tuberkulosehäufigkeit an Dortmunder Volksschulkindern. Zentralblatt f. allgem. Gesundheitspflege. 1910. Referat in der Zeitschrift für Schulgesundheitspflege. 1910. S. 275.

Es erschien mir deshalb als eine lohnende Aufgabe, dieser Frage etwas näher zu treten. Ich will daher versuchen, auf Grund meiner eigenen Erfahrungen und des mir zur Verfügung stehenden Materials, sowie der in der schulärztlichen Literatur niedergelegten Berichte einen Beitrag zur Klärung dieser Frage zu liefern und will insbesondere festzustellen suchen, ob die erwähnten Angaben über die Häufigkeit der Tuberkulose im schulpflichtigen Alter den Tatsachen entsprechen.

Wir müssen hierbei die verschiedenen Formen der Tuberkulose streng unterscheiden. Am meisten interessiert uns natürlich das Verhalten der Lungentuberkulose im kindlichen Alter. Da diese jedoch sehr häufig in engem Zusammenhang mit anderen Formen der Tuberkulose steht, so müssen wir diese, insbesondere die Tuberkulose der Bronchialdrüsen und die Skrofulose ebenfalls einer eingehenden Besprechung unterziehen.

A. Die Tuberkulose der Drüsen.

Während die Tuberkulose beim Erwachsenen hauptsächlich in der Form der Lungentuberkulose beobachtet wird, zeigt sie beim Kinde ein gänzlich anderes Bild. Bei diesem ergreift sie in erster Linie das Lymphgefäßsystem, insbesondere die Lymphdrüsen. Die Drüsentuberkulose ist daher als die Form der Tuberkulose anzusehen, welche für das kindliche Alter am meisten charakteristisch ist. Albrecht[1]), welcher die Tuberkulose der Kinder an einem reichen Sektionsmaterial genau studiert hat, bezeichnet sie pathologisch-anatomisch als eine im wesentlichen chronisch verlaufende Lymphadenitis und Lymphangitis tuberculosa, welche vielfach eine enorme Ausbreitung aufweist und häufig zahlreiche sekundäre Einbrüche in die Blutbahn erkennen läßt. Es kann jedoch keinem Zweifel mehr unterliegen, daß es auch eine typische tuberkulöse Affektion der Lungen im Kindesalter gibt, die mit Recht als der tuberkulöse Primäraffekt zu bezeichnen ist, welcher durch eine aerogene Infektion hervorgerufen ist. Daß der primäre Herd stets in der Lunge sitzt und nicht in den zugehörigen Lymphdrüsen, läßt sich daraus beweisen, daß sich die älteren anatomischen Veränderungen stets in der Lunge und

---

[1]) Tuberkulose des Kindesalters. Wiener klinische Wochenschrift. 1909. Nr. 10.

nicht in den Lymphknoten finden. Der primäre Herd ist oft sehr klein und kann daher leicht übersehen werden, er verschwindet an Ausdehnung völlig gegenüber den sekundären Veränderungen in den Lymphdrüsen. Albrecht erklärt es jedoch auch für denkbar, daß der sogenannte Primäraffekt in der Lunge auch durch Tuberkelbazillen erzeugt wird, welche vom Darm her auf hämatogenem Wege, wie Orth es will, dorthin gelangt sind. Die Lymphadenitis ergreift vor allem die wichtigen Lymphknoten des Brustraumes, und zwar die großen und kleinen in den Lungen, und insbesondere in der Pleura, und zerstört sie ganz oder teilweise. Dieses bedeutet eine schwere Schädigung der beteiligten Organe ganzer Körperabschnitte, weil ja immer wieder neue Lymphwege und Knoten ergriffen und zerstört werden. Es muß dadurch zu beträchtlicher Lymphstauung kommen. Schwere Ernährungsstörungen, verbunden mit entzündlichen und hypertrophischen Vorgängen sind die Folge. In diesen Lymphstauungen sieht Albrecht den skrofulösen Habitus des Kindes und meint, daß durch sie auch der sich erst allmählich entwickelnde Habitus phthisicus des Thorax verursacht wird. Speziell die Lymphadenitis der Interkostalräume und der Pleura, sowie die chronische Lymphstauung bei Zerstörung der tracheobronchialen Lymphknoten dürfte dafür verantwortlich zu machen sein.

Albrecht hat den Zug der Tuberkulose auf dem Lymphwege genauer verfolgt und hat gefunden, daß dieser zunächst von der Trachea zum Kehlkopf nach aufwärts geht, entsprechend dem direkten Weg des Lymphstromes, der sich in den Truncus cervicalis ergießt. Auf retrogradem Wege werden nun auch die supra- und infraklavikularen und der oberflächlichen zervikalen Lymphknoten infiziert, einschließlich der submaxillaren. Das ist die Skrofulose der Halslymphdrüsen.

Die submaxillare Lymphknotengruppe nimmt eine eigenartige Stellung ein. Da diese Drüsen in unserer späteren Besprechung eine wichtige Rolle spielen, seien hier die Äußerungen Albrechts wörtlich wiedergegeben. „Während man in einer Reihe von Fällen auch diese Lymphknotengruppe als von den bronchialen Lymphknoten infiziert bezeichnen muß, weil man mit einer nichts zu wünschen übrig lassenden Deutlichkeit die immer geringfügiger werdenden Etappen von unten nach oben zu nachweisen kann, fällt oft die große und reichliche Verkäsung der genannten Lymphknotengruppe auf. Hier handelt es sich zweifellos um wiederholte Infektionen vom Rachenraum oder von den Tonsillen aus durch das eigene Sputum oder durch von außen herein gebrachtes tuberkulöses Material. Oftmals macht es den Eindruck, als ob in den tiefen zervikalen Lymphknoten sich beide Wege, der von oben und der von unten, treffen würden. Ich betone, daß ich nie einen Fall von Lymphknotentuberkulose gefunden habe, ohne Lungenaffektion und ohne vorgeschrittene oder doch in Verheilung begriffene Tuberkulose der tracheobronchialen Lymphknoten. Die Skrofulose kann demnach sowohl durch die aufsteigende Tuberkulose der Lymphknoten aus dem Brustraum allein, als auch — immer bei bestehender Lungen- oder Bronchialdrüsentuberkulose — durch eine erneute Infektion von den Schleimhäuten der Halsorgane aus bedingt sein". Auch Ghon in Prag fand bei 95% der von ihm sezierten Fälle den primären Herd in der Lunge.

Ebenso wie Albrecht gibt auch Orth[1]) an, daß die Tuberkulose in ihren verschiedenen Graden bei den Kindern ungeheuer verbreitet ist. Er betont jedoch, wie vorhin schon erwähnt, daß außer der aerogenen Infektion auch noch ein anderer Infektionsmodus nicht so ganz selten in Betracht komme, und zwar der durch die Milch. Durch bakteriologische Untersuchungen an Kinderleichen stellte er fest, daß die Tuberkulose bei ca. 10% dieser Kinder nicht durch den Typus humanus des Tuberkelbazillus, sondern durch den Typus bovinus verursacht war. Wir können daher die Milch mit größter Wahrscheinlichkeit so lange als Überträger der Perlsuchtbazillen ansehen, bis uns nicht ein anderer Infektionsweg gezeigt wird.

Auch Hamburger[2]) fand bei Sektionen von Kindern im Wiener Kinderkrankenhaus in ca. 40% der Fälle tuberkulöse Veränderungen. Der Prozentsatz ist jedoch in jedem Lebensalter verschieden; im 7.—10. Lebensjahr betrug er 63%, im 11.—14. 70%. Bei 617 im Kinderhospital, jedoch nicht an Tuberkulose verstorbenen Kindern fanden sich in 17% tuberkulöse Erkrankungen als Nebenbefund. Hamburger macht jedoch darauf

---

[1]) Orth: Über die Bedeutung der Rinderbazillen für den Menschen. Berl. klin. Wochenschrift. Nr. 10. 1913.

[2]) Die Häufigkeit der Tuberkulose im Kindesalter (Wiener klin. Wochenschrift. 1909. Nr. 25).

aufmerksam, daß man hieraus keine Schlüsse auf die allgemeine Kindermortalität an Tuberkulose ziehen könne, da sich im Spital die Tuberkulose in einer die tatsächlichen Verhältnisse weit übersteigenden Menge ansammele. Er führt weiter aus: „Wollen wir den tatsächlichen Verhältnissen, d. h. den Verhältnissen an lebenden Kindern näher kommen, so brauchen wir nur von der Gesamtzahl aller Sektionen die Anzahl der letalen Tuberkulosen abzuziehen und dann an diesem Rest für jede einzelne Gruppe die Häufigkeit der Tuberkulose als Nebenbefund festzustellen und prozentisch zu berechnen. Wir erhalten dann folgende Zahlen: Für die Altersgruppe von 7—10 Jahren 35%, für die von 11 bis 14 Jahren 53%. Auf diese Weise bekommen wir eine am toten Material gewonnene, für die lebenden Kinder berechnete Minimalzahl der prozentualen Tuberkulosehäufigkeit in den einzelnen Gruppen."

Nach dieser Methode[1]) wurde die Tuberkulosehäufigkeit bei lebenden Kindern von anderen Autoren berechnet für Berlin auf 18%, Boston 16%, Kiel 20%, Wien 21%, Prag 24%.

Naegeli in Zürich, welcher zuerst diese Verhältnisse an 500 Sektionen genauer erforscht hat, und Burkhard in Dresden stellten fest, daß bis zum 18. Lebensjahr 90—95% der Leichen Zeichen von Tuberkulose aufweisen; mit dem späteren Alter steigt diese Zahl auf 97%. Steinhaus[2]) berichtet, daß sich in Dortmund bei $3/4$ aller im schulpflichtigen Alter verstorbenen Kinder tuberkulöse Veränderungen im Organismus fanden.

Priestley[3]) meldet aus England, daß sich bei Obduktionen von Kindern schulpflichtigen Alters 30—40% tuberkulöse fanden. Außerdem sei ungefähr die gleiche Anzahl kranker Kinder tuberkulös. Im Alter von 5—15 Jahren verursacht die Tuberkulose 20% aller Todesfälle.

Herbitz stellte in Christiania fest, daß bei Sektionen von Kindern im 11. bis 14. Lebensjahre in 66% der Fälle Tuberkulose als Nebenbefund zu verzeichnen war[4]).

---

[1]) cf. Steinhaus: Beobachtungen über Tuberkulosehäufigkeit. Zentralblatt f. allgem. Gesundheitspflege. 1910.

[2]) Beobachtungen über die Tuberkulosehäufigkeit an Dortmunder Volksschulkindern. Zentralblatt f. allgem. Gesundheitspflege. 1910.

[3]) Die Häufigkeit der Tuberkulose während des Schullebens und die Mittel ihrer Erkennung. (Internat. Archiv f. Schulhygiene. 1913. Vol. IX. Nr. 2.

[4]) cf. Hamburger (Wiener klin. Wochenschrift. 1909. Nr. 25).

Wir sehen also, daß die Untersuchungen des Pathologen ziemlich gleichmäßig in verschiedenen Ländern ergeben haben, daß ein großer Prozentsatz der schulpflichtigen Jugend die nachweisbaren Merkmale einer Infektion mit Tuberkulose erkennen läßt.

Auch die Ergebnisse der Reaktion auf Tuberkulin, welche man in den letzten Jahren an vielen Orten in systematischer Weise angestellt hat, zeigen ein ähnliches Bild. v. Pirquet selbst äußert sich über diese Frage folgendermaßen [1]: Nach dem Ergebnis der Kutanreaktion ist im ersten Lebensjahr die Tuberkulose selten und zwar nicht, oder kaum häufiger als klinische Symptome bestehen, so daß sie eigentlich nur im Krankenhause, nicht in der Säuglingsfürsorge zur Beobachtung kommt; mit fortschreitendem Alter nimmt die Zahl der latenten Fälle zu, bis mit 10 Jahren 70—80 % erreicht sind. Von den 14 jährigen sind 90 % tuberkulös.

Hamburger gibt an, daß im 7.—10. Lebensjahr 75 %, im 11.—14. 95 % der Kinder eine positive Reaktion auf Tuberkulin zeigen.

Die Schulärzte haben vielfach ganze Jahrgänge nach den v. Pirquet angegebenen Verfahren untersucht.

So hat Herford [2] in Altona in vier großen Schulen sämtliche Kinder geimpft. Positive Reaktion zeigten im Maximum 78 %, im Minimum 55 %. In Halle und Mannheim, wo allerdings nur die Kinder geimpft wurden, welche auf Tuberkulose verdächtig waren, reagierten von diesen 59,6 % resp. 57,6 % positiv [3]. In Düsseldorf [4] fanden sich unter denselben Voraussetzungen 46,6 % positiv reagierende Kinder. Sehr interessant sind auch die Berichte aus der kleinen mit Tuberkulose stark verseuchten Landgemeinde Heubach in Hessen [5], wo sämtliche Kinder der Pirquet - Impfung unterworfen wurden. Das Alter von 6—8 Jahren wies 32,7 %, das von 12—14 Jahren 66,1 % positiven Reaktionen auf. Jakob, welcher in 27 Dörfern bei 1927 schulpflichtigen Kindern die Probe

---

[1] cf. Herford: Der Schularzt. 1909. Nr. 9. S. 705.
[2] Der Schularzt. 1909. Nr. 9.
[3] cf. Der Schularzt. 1912. Nr. 2. S. 154.
[4] Daske: Die Tuberkulose in den Volksschulen Düsseldorfs. Klin. Jahrbuch. Bd. 22.
[5] Dietz: Planmäßige Bekämpfung der Tuberkulose in einer stark verseuchten Landgemeinde. Darmstadt 1913. Landesversicherungsanstalt Großherzogtum Hessen.

anstellte, fand bei 45,5% positive Reaktion, davon im ersten Schuljahr 35,6%, im letzten 64,4%.

Jedoch schon Herford (l. c.) fiel es auf, daß die Resultate der Pirquetimpfungen sehr häufig ganz der Wirklichkeit widersprachen. Die elendesten, blassesten und kümmerlichsten Kinder reagierten oft negativ. In bezug auf die Verteilung auf die einzelnen Klassen zeigten sich viele Unregelmäßigkeiten und Schwankungen, während man doch erwarten mußte, eine mehr oder minder kontinuierliches Steigen von den unteren zu den oberen Klassen zu finden. Schon in den Unterklassen fanden sich manchmal 71 bis 72%, in den oberen manchmal weniger. Knaben- und Mädchenschulen wiesen wenig Unterschiede auf, während man doch nach der Sterbestatistik annehmen mußte, daß die Mädchen erheblich bevorzugt sein müßten. Wie zu erwarten, war der Prozentsatz der Kinder, die in Berührung mit tuberkulösen Angehörigen aufwuchsen, in bezug auf die Tuberkulinreaktion am höchsten. Immerhin ist es auffällig, daß diese Zahl nicht noch höher ist; man sollte ja eigentlich annehmen, daß bei Vorhandensein offener Tuberkulose in einer Familie jedes Kind diese Tuberkulose-Infektion akquirieren mußte. Wenn man sich aber die negativ reagierenden Kinder ansieht, so ist darunter sogar eine ganze Reihe (14 von 29), deren Eltern hustende Phthisiker sind, mit denen man doch eine ganz besonders enge Berührung annehmen muß; sieben von diesen 14 wiederum, bei denen die Mutter schwindsüchtig ist, zeigten dennoch trotz etwa 6 jährigen engsten Zusammenseins keine Spur von Reaktion. Bei zwei dieser zuletzt genannten Fälle handelt es sich endlich bei der Mutter um rapide verlaufende Phthisis florida, wo eine mehr als massige Bazillenverstreuung stattfinden müßte. Ferner hat Herford noch 162 Kinder mit mehr oder minder ausgesprochenen skrofulösen Erscheinungen geimpft, alle kurz vor Beginn der Schulpflicht, also im 6. und 7. Lebensjahre. Von ihnen reagierten 60 Kinder, also ein erheblicher Prozentsatz, gänzlich negativ. Unter diesen letzteren befanden sich 17 mit ganz bedeutenden Drüsenschwellungen, hochgradigen Rachenmandelhypertrophien, Phlyktänen, Lidrandentzündungen usw. Herford weist dann noch darauf hin, daß nur der negative Ausfall der Probe verwendbar erscheine. Die Reaktion zeige auch die kleinsten, ruhenden, für den Körper also oft ganz bedeutungslosen Herdchen an.

Von anderen Schulärzten liegen ähnliche Beobachtungen vor. Wimmenauer[1] führt an, daß die Reaktion in vereinzelten Fällen ausbleibt, trotzdem an der Richtigkeit der klinischen Diagnose nicht gezweifelt werden kann. Zweifel an der absolut spezifischen Wirkung der v. Pirquetschen Kutanreaktion seien daher nicht ganz unberechtigt. Auch Rothfeld[2], weist unter Bezugnahme auf eine Arbeit von Rolly darauf hin, daß die Akten über den diagnostischen Wert der Pirquet- Reaktion noch keineswegs geschlossen sind. Rolly[3] hat festgestellt, daß sowohl Erwachsene, als auch Kinder nicht nur bei einer Hautimpfung mit Alttuberkulin, sondern auch bei einer solchen mit anderen Bakterientoxinen in 43 bis 83% aller Fälle je nach dem angewandten Toxin positiv reagieren. Es ist ausgeschlossen, daß diese Reaktionen, abgesehen von Alttuberkulin, als spezifische angesehen werden könnten. Bei verschiedenen fieberhaften Krankheiten (Masern u. a.) fiel die Kutanreaktion nicht nur mit Alttuberkulin, sondern auch mit den übrigen Toxinen in einem weit größeren Prozentsatz negativ aus, als bei gesunden Individuen, um nachher in der Rekonvaleszenz wieder positiv zu werden. Ein Unterschied in der Reaktionsweise der Haut bei der Impfung mit Alttuberkulin im Vergleich zu den übrigen Bakterientoxinen war nicht zu bemerken. Auch bei Tuberkulinkuren nahm die Reaktionsfähigkeit der Haut sowohl gegenüber dem Alttuberkulin, als auch gegen die anderen Bakterientoxine bei fortlaufender Erhöhung der subkutanen Tuberkulin-Injektionsdosis ungefähr im gleichen Maße ab und verschwand unter Umständen eine gewisse Zeit lang vollständig. Rolly spricht daher die Vermutung aus, daß die durch Tuberkulin erzeugte Hautreaktion vielleicht nichts anderes ist, als der Ausdruck eines rein örtlichen Reaktionsvorganges der Haut gegen das eingebrachte Gift, welchem keine Spezifität zukommt.

Aber selbst, wenn wir den durchaus berechtigten Zweifeln an der Spezifität der v. Pirquetschen Kutanreaktion nicht zustimmen, können uns doch die durch diese Probe gewonnenen

---

[1] Zeitschrift für Schulgesundheitspflege. 1912. Nr. 4.
[2] Ebenda. 1912. Nr. 4. S. 320.
[3] Über die Beeinflussung der durch Bakterientoxine hervorgerufenen Hautreaktionen. Münchener med. Wochenschrift. 1911. Nr. 24.

Zahlen kein richtiges Bild über die Häufigkeit der Tuberkulose im schulpflichtigen Alter geben. Denn wir können
alle die Kinder, welche positiv reagieren, nicht als
tuberkulosekranke Kinder ansehen. Stricker[1] hat in
einer aus der Czernyschen Klinik hervorgegangenen Arbeit diese,
jetzt wohl allgemein anerkannte Ansicht in folgender Weise formu-
liert: „Der positive Ausfall der Tuberkulinreaktionen ist im Säuglingsalter so gut wie immer für das Bestehen einer aktiven Tuberkulose beweisend. Im späteren Kindesalter ist es nur ein Beweis
einer einmal stattgehabten tuberkulösen Infektion."

Die Tuberkulin-Impfungen geben uns daher in
der uns jetzt beschäftigenden Frage nicht mehr Aufklärung, wie die bei Obduktionen gewonnenen Erfahrungen. Wir wissen durch diese schon, daß die meisten Menschen
sich schon in der Kindheit mit Tuberkulose infizieren und infolge
dieser Infektion einen mehr oder minder großen Entzündungsherd
ihr ganzes Leben hindurch mit sich in ihrem Körper herumtragen.
Dieser Herd kommt aber in der Mehrzahl der Fälle völlig zur Ausheilung und macht meist auch gar keine Erscheinungen. Solche
Menschen als krank zu bezeichnen, liegt gar keine Veranlassung
vor. Wir werden einen Menschen, welcher einen Schrotschuß
erhalten hat und die Kugel, sagen wir in der Lunge, sein Leben lang
ohne irgendwelche Beschwerden mit sich herumträgt, doch nicht
als krank ansehen? Allerdings kann die Kugel ja, wenn sie zu
wandern anfängt und zu lebenswichtigen Organen gelangt, un-
angenehme und bedrohliche Krankheitszustände hervorrufen;
sie braucht das aber ebenso wenig zu tun, wie ein Primäraffekt
in der Lunge, welcher eine minimale Schwellung der regionären
Lymphdrüsen verursacht. Meist werden ja nur Narben oder
verkalkte oder verkäste Drüsen auf die einstige Infektion hinweisen,
also Befunde, die ohne praktische Bedeutung sind.

Auch Hamburger weist in seinem letzten Vortrag, den er
in dem ärztlichen Fortbildungskurs über die Krankheiten des Kindesalters in Berlin im November 1913 gehalten hat, darauf hin, daß
der positive Ausfall der Tuberkulin-Probe nur beweise, daß das
Kind infiziert sei, nicht daß es krank sei. Vielleicht ist es auch
eine Folge des auf diesem Gebiete sich anscheinend jetzt vollziehenden

---

[1] Über den Wert der Pirquetschen Kutanreaktion und der subkutanen Injektionen. Monatsschrift f. Kinderheilkunde. Bd. 11. Nr. 10.

Wandels der Anschauungen, daß er in der Einleitung seines Vortrages die Tuberkulose als einen Infektionsvorgang bezeichnet, der den Menschen von der Kindheit bis zum Tode begleitet, nicht als eine Infektionskrankheit.

Die statistischen Berichte über die Tuberkulosemortalität im schulpflichtigen Alter können uns ebenfalls keine Aufklärung darüber geben, wie viele Schulkinder zur Zeit bei uns an Tuberkulose leiden. Die Feststellungen von Kirchner[1]), daß die Sterblichkeit an Tuberkulose im allgemeinen in den letzten 35 Jahren um $51^0/_0$ zurückgegangen sei, daß jedoch im schulpflichtigen Alter nicht nur kein Abfall, sondern sogar ein geringes Ansteigen der Mortalitätskurve zu verzeichnen sei, haben viel Aufsehen erregt. Kirchner weist darauf hin, daß im jugendlichen Alter, namentlich beim weiblichen Geschlecht, jeder zweite oder dritte Mensch an Tuberkulose zugrunde geht. Die relative Sterblichkeit an Tuberkulose in diesen Altersklassen ist also eine sehr hohe. Aus den Ziffern, welche Behla[2]) anführt, ist der erwähnte Anstieg der Tuberkulosemortalität für die Jahresklasse von 5—10 Jahren deutlich zu erkennen.

Auf 10 000 Lebende berechnet starben in Preußen

		im Jahre 1876	im Jahre 1912
im Alter von 0—1 Jahr		22,24	18,40
„ „ „ 1—5 „		11,72	8,22
„ „ „ 5—10 „		4,17	**4,32**
„ „ „ 10—15 „		5,71	5,21

In den letzten Jahren ist jedoch, wie Kirchner mit Freude konstatiert, in keiner einzigen Jahresklasse, auch nicht beim weiblichen Geschlecht, eine weitere Zunahme der Todesfälle an Tuberkulose in Preußen eingetreten, es ist vielmehr auch bei den jüngsten Klassen eine Abnahme der Tuberkulose eingetreten, die allerdings noch nicht so groß ist, wie sie sein müßte. Die absoluten Zahlen haben abgenommen, die relative Sterblichkeit aber ist sogar noch im Wachsen begriffen.

Auch Leube[3]) weist darauf hin, daß im Alter von 11—15 Jahren mehr Kinder an Tuberkulose sterben, als an jeder anderen Kinder-

---

[1]) Zeitschrift f. Schulgesundheitspflege. 1912. Beiheft.
[2]) Berliner klin. Wochenschrift. 1913. Nr. 42. S. 1950.
[3]) Zitiert in d. Zeitschrift f. Schulgesundheitspflege. 1913. Nr. 1. S. 79.

krankheit. Die Richtigkeit dieser Behauptung ergibt sich auch aus den Angaben von Gastpar[1]), daß in Stuttgart die meisten Todesfälle der Kinder im Alter von 6—15 Jahren auf Tuberkulose beruhen; 30,6% der in dieser Altersklasse Verstorbenen fielen ihr zum Opfer. Für Preußen würde sich also nach den von Behla angeführten Zahlen im Jahre 1912 eine Tuberkulose-Mortalität von 4,76 auf 10 000 lebende Kinder der Altersstufe von 5—15 Jahren ergeben, also von 10 000 Schulkindern sterben rund fünf an Tuberkulose. Zum Vergleich sei angeführt, daß im 20.—40. Lebensjahr ca. 20 Personen, im 50.—70. ca. 30 von 10 000 Lebenden an Tuberkulose sterben. Hiermit verglichen ist also die Tuberkulosemortalität des schulpflichtigen Alters ziemlich gering. Im Königreich Sachsen betrug die Sterblichkeit an Tuberkulose, um diese Zahlen noch anzuführen, auf 10 000 Lebende berechnet, vom Jahre 1906—1910 in der Altersklasse unter 15 Jahren 2,26, in der über 15 Jahre 13,18 im Jahresdurchschnitt.

Auch in Sachsen ist eine Abnahme der Tuberkulosemortalität der Jugendlichen zu beobachten, die schon früher als in Preußen, etwa von der zweiten Hälfte der 90er Jahre an, zutage tritt[2]).

In Baden betrugen dieselben Zahlen im Zeitraum von 1900 bis 1905 für die Jahrgänge unter 15 Jahren 5,6, für die von 15—30 Jahren 29,4.

Priestley[3]) hat nun vorgeschlagen, die Anzahl der lebenden an Tuberkulose erkrankten Kinder nach der Zahl der Todesfälle zu berechnen. Er verwendet dazu die höchste ihm bekannt gewordene Erkrankungsziffer, welche nach den Angaben von Dr. Philip für jeden Todesfall von Tuberkulose 10 Kranke aufweist. Da die durchschnittliche Sterblichkeit aus irgendwelcher Ursache in der Altersstufe von 5—15 Jahren in England ca. drei auf 1000 Lebende beträgt, so ergibt sich ein Erkrankungsverhältnis von 30 auf 1000 Lebende. Sind von diesen 30—40% tuberkulös, wie das die Obduktionsergebnisse und die Statistik der Kinderhospitäler ergeben, so müßte die Gesamtzahl tuberkulöser

---

[1]) Mediz.-statistischer Jahresbericht über die Stadt Stuttgart im Jahre 1912.

[2]) Oppelt: Der Ausschluß offentuberkulöser Kinder vom Schulbesuch. (Zeitschrift f. Schulgesundheitspflege. 1913. Nr. 8.)

[3]) Tuberculosis during School Life: its Prevalence. (Internat. Archiv f. Schulhygiene. 1913. Nr. 2.)

Kinder auf 1000 Lebende zwischen 9—12 oder etwa 1 % ausmachen. 0,5 % ist aber die Proportion, die wir in den Schulen
antreffen. Es läßt sich leicht denken, daß die fehlenden 0,5 %
zu sehr erkrankt sind, um die Schule zu besuchen, und zu Hause
bleiben.

Diese Berechnung scheint auch ziemlich zu stimmen, denn
nach dem Bericht des Chefschularztes[1] leidet von den sechs Millionen
Schulkindern in England 1 % an Tuberkulose.

Wenn wir nach dieser Methode die Morbiditätsziffer für Preußen
berechnen, das wie vorhin erwähnt, eine Mortalität von 5 auf
10 000 aufweist, so kommen wir zu dem Resultat, daß in der Altersstufe von 6—14 Jahren 0,5 % aller Kinder an Tuberkulose leiden.
Diese Ziffer gibt, auch wenn sie recht ungenau erscheinen sollte
und nur als Maximalzahl anzusehen wäre, doch eine ungefähre
Vorstellung von der Häufigkeit der Tuberkulose im schulpflichtigen
Alter. Sie stimmt auch, wie wir später sehen werden, im großen
und ganzen mit den Beobachtungen vieler Schulärzte überein.

Die Disposition zur Infektion mit Tuberkulose scheint
bei allen Menschen in gleichem Maße vorhanden zu sein. Zur Erkrankung sind anscheinend die Drüsen und die Lungen in erster
Reihe disponiert, sie stellen also einen locus minoris resistentiae
gegenüber der Tuberkulose dar.

Nach der Ansicht von Hamburger hat schon das Kind eine
gewisse Immunität gegen Tuberkulose, denn man müßte sonst
bei der sehr häufig gebotenen Infektionsgelegenheit hunderte
von Primäraffekten in der Lunge eines Kindes finden; dieses ist
aber nicht der Fall. Bei Tierexperimenten hat man festgestellt,
daß Immunität nur gegen kleine Infektionsdosen besteht, manchmal
ist sie aber auch hier nur relativ. Für die auf die Infektion folgenden
Erscheinungen ist also die Dosis des infektiösen Materials maßgebend.

Da der tuberkulöse Organismus auf Tuberkulin reagiert,
ist der Ausfall der Reaktion der Indikator einer mehr oder weniger
großen Immunität gegen die Infektion. Ist die Reaktion stark,
so ist die Immunität als gut anzusehen. Durch manche Infektionskrankheiten, besonders Masern, wird die Immunität herabgesetzt,
daher erkranken so viele Kinder, die vorher eine latente Tuberkulose

---

[1] Zeitschrift f. Schulgesundheitspflege. 1911. S. 391.

hatten, nach den Masern an manifester Tuberkulose. Ähnlich können aber auch andere Schädigungen, welche die Widerstandskraft des Körpers herabsetzen, wirken, z. B. auch Traumen. Die Disposition zu Rezidiven besteht daher in der Abnahme der Fähigkeit, auf eine neue Infektion, sei sie nun endogenen oder exogenen Ursprungs, energisch zu reagieren.

Während das Säuglingsalter eine sehr große Widerstandslosigkeit gegen Tuberkulose zeigt, indem das Virus leicht zur Ausbreitung durch den ganzen Körper kommt und die Gewebe nur eine geringe Fähigkeit zur Lokalisierung oder zur Ausheilung der Krankheitsherde haben, läßt sich bei zunehmendem Alter eine steigende Festigkeit gegen Tuberkulose erkennen, wie ja auch die Widerstandsfähigkeit gegen Schädigungen jeder Art allmählich zunimmt. Engel[1]), dessen Ausführungen ich hier folge, ist der Ansicht, daß die generalisierte Tuberkulose als Ausdruck einer niederen, die Lungentuberkulose dagegen als Ausdruck einer hohen Immunität zu betrachten sei. Im Kindesalter jenseits der Säuglingszeit schwindet die Neigung zur chronischen Allgemein- und zur ausgedehnten Drüsentuberkulose, es entwickelt sich vielmehr zu immer reinerer Form die lokale Tuberkulose der Drüsen, welche die typische Tuberkulose des mittleren Kindesalters darstellt, und in zweiter Linie die der Knochen und Gelenke. Die isolierte Bronchialdrüsentuberkulose ist in den mittleren Phasen der Kindheit am häufigsten; seltener sind isolierte Mesenterialdrüsentuberkulosen. Bei älteren Kindern trifft man auf eine relativ selbständige Erkrankung der Halslymphdrüsen. Wenn diese tumorartig entwickelt sind, so bilden sie das wichtigste Attribut der sogenannten Skrofulose.

Das vorschulpflichtige Alter ist ferner durch die große Häufigkeit der Meningitis tuberculosa und der allgemeinen Miliartuberkulose ausgezeichnet. Die Lymphdrüsen spielen im mittleren Kindesalter eine besonders wichtige Rolle dadurch, daß sie als Schutzorgane funktionieren und den Körper zeitweise oder dauernd vor der Infektion bewahren.

Das Kindesalter in der Nähe der Pubertät ist dadurch charakterisiert, daß nun selbständige Phthisen vom Spitzentypus,

---

[1]) Die Pathologie der Kindertuberkulose. Beihefte z. med. Klinik. Heft 11. 1909.

wie bei den Erwachsenen, auftreten. Die Drüsentuberkulose spielt in diesen Fällen keine Rolle mehr.

Die Tuberkulose des schulpflichtigen Alters zeigt also kein einheitliches Bild. Während der ersten Hälfte der Schulzeit wird wohl auch hier noch die Tuberkulose der Drüsen, wenn auch in abgeschwächter und wenig charakteristischer Form vorwiegen, erst später treten dann allmählich, je mehr zur Pubertät hin, desto deutlicher, die Symptome der in den Lungen lokalisierten Tuberkulose hervor. Wir haben es während der Schulzeit jedenfalls nicht mehr mit der reinen und typischen Drüsentuberkulose des vorschulpflichtigen Alters zu tun, sondern wir können annehmen, daß hier Mischformen und Übergangsformen vorkommen. Die Schulzeit stellt also eine Übergangsperiode dar, in welcher es keine für diese Zeit charakteristische Art der Tuberkulose gibt. Man hat fast den Eindruck, als ob die Krankheit in dieser Zeitperiode einen kurzen Halt macht, um dann später in schnell wachsendem Tempo wieder fortzuschreiten. Dieser Eindruck findet auch eine Stütze in der Statistik der Todesfälle. Aus der früher von mir angeführten Arbeit von Behla[1] ergibt sich, daß die Mortalität an Tuberkulose nach Ablauf des ersten Lebensjahres beständig abnimmt und in der Periode vom 5.—10. Lebensjahre ihren tiefsten Stand erreicht, um von da ab dann wieder anzusteigen; jedoch ist sie auch in dem Lebensabschnitt vom 10.—15. Jahre noch niedriger als vom 1.—5. Jahre. Das ist sowohl aus der Statistik vom Jahre 1876, als auch aus der vom Jahre 1912 deutlich ersichtlich. Auch aus den Zahlen, die Oppelt[2] für Sachsen anführt, ergibt sich dieselbe Tatsache. Auf einer anderen Tabelle desselben Autors ist auch deutlich erkennbar, wie nach dem 11. Lebensjahre die Sterblichkeit an Lungentuberkulose zunimmt, gegen welche die anderen Formen der Tuberkulose dann zurücktreten, während das Verhältnis vorher gerade das umgekehrte war. Im Jahresdurchschnitt starben in den Jahren 1906—1910 im Königreich Sachsen

	im 7.—11. Jahre	im 11.—15. Jahre
an Tuberkulose der Lungen	78	111
an Tuberkulose anderer Organe	107	44
an Miliartuberkulose	15	7

---

[1] Siehe S. 41.
[2] Siehe S. 42.

Ältere bis zum Jahre 1892 zurückreichende Aufzeichnungen ergaben regelmäßig dasselbe Bild.

Wenn wir nun auch nicht anzunehmen brauchen, daß Mortalität und Morbidität der Tuberkulose einander vollkommen parallel verlaufen, so liegt doch die Vermutung nahe, daß wir in der Zeit der Schulpflicht des Kindes weniger Fälle von Tuberkulose beobachten werden, als vorher und nachher.

Wenn wir uns nun zu der Besprechung der Symptome wenden, welche die Tuberkulose der ersten Jahre der Schulzeit, die Bronchialdrüsentuberkulose zeigt, so ist hier gleich zu erwähnen, daß das Leiden in der weitaus größten Zahl der Fälle ohne klinische Krankheitserscheinungen verläuft. Wir müssen hier jedoch unterscheiden zwischen den Erscheinungen nach der ersten Infektion und den nach Rezidiven, welche ein anderes Bild geben.

Die erste Reaktion findet nach Hamburger etwa 2—4 Wochen nach der ersten Infektion statt und besteht in der Bildung tuberkulösen Gewebes. Es bleiben daher auch nach der Abheilung fast immer Gewebsveränderungen zurück, die sich bei der Obduktion nachweisen lassen. Nach dem 5. oder 6. Lebensjahre weisen die Kinder jedoch meist keine Krankheitserscheinungen mehr auf, die Krankheit verläuft fast immer latent. Nur 5—10 % der Kinder, die sich mit Tuberkulose infiziert haben, zeigen Erscheinungen. Erwähnt sei hier noch die Angabe von Engel[1]), daß es auch eine tuberkulöse Infektion gibt, welche gar keine spezifischen anatomischen Veränderungen verursacht. Man fand nämlich bei Tierexperimenten bei Kaninchen virulente Bazillen in unspezifisch-hyperplastischen Lymphdrüsen.

Heubner[2]) schildert die Symptome der kindlichen Tuberkulose folgendermaßen: „Das Krankheitsbild der reinen Bronchialdrüsentuberkulose ist ein durchaus unsicher umrissenes, und es gibt kein einziges Symptom, das an sich mit einiger Sicherheit die Diagnose stellen ließe. Es ist in beinahe allen Fällen ein Indizienbeweis indirekter Symptome, auf die sich die Diagnose stützen muß. Eine einzige Methode darf vielleicht hiervon ausgenommen werden und wird namentlich bei weiterer Verfeinerung vielleicht allmählich imstande sein, eine verläßliche Stütze der Diagnose

---

[1]) Die Pathologie der Kindertuberkulose. Beiheft z. med. Klinik. Heft 11. 1909.

[2]) Lehrbuch der Kinderheilkunde. 1911.

zu gewähren, das ist die Durchleuchtung mit Röntgenstrahlen. Zurzeit möchte ich mich allerdings noch immer nicht auf die zur Verfügung gestellten Bilder verlassen, da sie mir meist etwas vieldeutig zu sein scheinen." Als Grund seines Mißtrauens führt er dann an, daß die Schatten des Photogrammes in manchen Fällen nicht dem Orte der bei der Autopsie gefundenen erkrankten Drüsen entsprachen.

Ein metallisch klingender, krampfhafter, an Keuchhusten erinnernder exspiratorischer Husten, der im 1. und 2. Lebensjahre ein ziemlich sicheres Symptom der Bronchialdrüsentuberkulose darstellt, ist in späteren Jahren nicht mehr zu beobachten. Perkussion und Auskultation ergeben keinen sicheren Anhalt für das Bestehen der Krankheit. Dumpfer Perkussionsschall auf dem Manubrium sterni und links seitlich von diesem, der vielfach als charakteristisch für die Bronchialdrüsentuberkulose angesehen wird, tritt nach Heubner nur dann auf, wenn gleichzeitig mit der Entstehung von Bronchialdrüsengeschwülsten der vordere Mediastinalraum von einer festen Masse ausgefüllt wird. Das kann eintreten bei Tuberkulose der vorderen Mediastinaldrüsen oder bei Tuberkulose der Thymusdrüse, einem nicht häufigen Befund. Da auch die normale Thymus unter Umständen eine Dämpfung hervorrufen kann, darf man eine Bronchialdrüsentuberkulose nur annehmen, wenn im Bereich des Manubrium sterni gleichzeitig Bronchialatmen oder bronchialer Hauch zu hören ist.

Ein weiteres Symptom, welches sich bei der Schwellung der Bronchialdrüsen häufig finden soll, ist das von Eustace Smith. Auskultiert man auf dem Manubrium sterni oder etwas rechts von diesem in der Höhe des zweiten Interkostalraumes bei normaler Haltung des Halses, so hört man nichts Abnormes. Läßt man dann den Hals stark nach hintenüber beugen, so hört man ein sausendes Geräusch, das durch eine Kompression der Vena cava durch die bei solcher Haltung nach vorn gedrängten Drüsen hervorgerufen sein soll. Ferner soll auch ein längs der Wirbelsäule auf dem Rücken vom 1. bis zum 4. Brustwirbel hörbares besonders laut tönendes Trachealatmen auf das Vorhandensein geschwollener Bronchialdrüsen hindeuten. Diese Symptome sind der Beachtung wert, zuverlässige Hilfsmittel für die Diagnose sind sie aber nach Heubners Ansicht nicht. Indirekte Zeichen können sein: Stauungserscheinungen, Auftreibung sichtbarer Hautvenen am Halse und an der oberen Brust, leicht ödematöse Anschwellung einer Gesichtshälfte. Jedoch gehören diese Phänomene zu den größten Seltenheiten.

Skrofulöse Erscheinungen, allgemeiner Habitus, vor allem starke Anschwellung von äußerlich fühlbaren Lymphdrüsen, namentlich längs der Trachea und oberhalb der Klavikula sind wertvolle Indizien, zu denen sich noch Bleichheit, anfangs ohne Abmagerung, sowie irreguläres, immer wiederkehrendes Fieber gesellen können. Fiebert ein Kind längere Zeit ohne nachweisbare andere Krankheitserscheinungen, so werden wir per exclusionem mit Wahrscheinlichkeit eine latente aktive Tuberkulose diagnostizieren.

Als ein weiteres Symptom für das Bestehen einer Bronchialdrüsentuberkulose sieht Gerhartz[1]) eine beim Schlucken auftretende Schmerzhaftigkeit an, ferner Schmerz beim Beklopfen der Dornfortsätze des 2.—7. (besonders des 3. und 4.) Brustwirbels. Auch die Palpation der oberen Interkostalräume dicht neben dem Brustbein ist in solchen Fällen häufig schmerzhaft. Daß die Röntgenuntersuchung auch nur mit Vorsicht zur Diagnose zu benützen ist, geht aus den schon erwähnten Äußerungen von Heubner hervor. Gerhartz[1]) weist daraufhin, daß der Röntgendurchleuchtung normale Drüsen gar nicht zugänglich sind, markig geschwollene nur unter günstigen Bedingungen; dabei können sie mit akut entzündlichen pneumonischen Drüsenschwellungen verwechselt werden. Verkäste oder verkalkte Herde dagegen können durch die Röntgendurchleuchtung erkannt werden.

Wir sehen also, daß die Feststellung einer Drüsentuberkulose beim Schulkinde mit großen Schwierigkeiten verbunden ist. In den meisten Fällen wird es völlig von dem subjektiven Ermessen des einzelnen Untersuchers abhängen, ob er diese Diagnose stellen oder die etwa gefundenen Symptome anders deuten wird. Heubner weist daraufhin, daß der Verlauf der Erkrankung, sobald nicht akute Infektionskrankheiten verschlimmernd dazwischen treten, ein subakuter bis chronischer sei, bei dem ein völliger Rückgang der Erscheinungen möglich ist. Es ist jedoch ein großer Unterschied vorhanden zwischen der latenten symptomlosen, offenbar oft jahrelang ohne Schaden bestehenden Bronchialdrüsentuberkulose und

---

[1]) Taschenbuch der Diagnostik und Therapie der Lungentuberkulose. 1913.

der manifesten. Bei dieser letzteren ist die Prognose stets zweifelhaft oder ernst, da die Gefahr des Übergreifens auf die Lunge besteht.

Daß es nicht sehr viel Wert hat, die Tuberkulin-Reaktion zur Sicherung der Diagnose der Bronchialdrüsentuberkulose heranzuziehen, ergibt sich aus unseren früheren Betrachtungen. Daß ein großer Teil der Kinder im schulpflichtigen Alter schon infiziert ist, wissen wir auch ohne diese Probe. In manchen Fällen könnte der negative Ausfall der Reaktion von großem Wert sein. Man darf dann aber, um völlige Sicherheit zu erlangen, nicht die Pirquetsche Impfung vornehmen, die, wie auch Hamburger angibt, nicht unbedingt zuverlässig ist, sondern man muß die Injektionsmethode anwenden. Derselbe Autor empfiehlt das Tuberkulin so wenig als möglich im Einzelfall zur Diagnosestellung zu verwenden.

Wir wenden uns jetzt zur Besprechung der Frage, welche Bedeutung die erste Infektion mit Tuberkulose für die Prognose und das spätere Ergehen des Kindes hat, eine Frage, welche von der größten praktischen Wichtigkeit ist. In dieser Frage gehen aber die Anschauungen noch weit auseinander. Einige Autoren sind der Ansicht, daß die erste Infektion eine gewisse Immunität gegen weitere Infektionen erzeuge. So sagt Hamburger[1]): „Jenseits des zweiten Lebensjahres heilt die Tuberkulose sehr häufig aus. Die Tatsache von der Häufigkeit der Tuberkulose ist also nicht, wie Schloßmann sagt, „grauenerregend", sondern ist vielmehr ein Beweis für die Harmlosigkeit der Tuberkulose; die meisten Menschen machen eine Tuberkuloseinfektion durch, ohne etwas davon zu wissen, und bleiben dann zeitlebens von der Tuberkulose verschont, weil sie immunisiert sind. Die Tuberkulose ist eine Kinderkrankheit wie die Masern, d. h. fast alle Menschen machen sie einmal durch." Nach den Ergebnissen der Obduktionen fand Hamburger unter den Tuberkulosefällen im Alter von 7—10 Jahren 17%, im Alter von 11—14 Jahren 33% schon ausgeheilte Tuberkulosen. Noch optimistischer äußert sich Hart[2]), welcher der Ansicht ist, daß die Drüsentuberkulose des Kindesalters mit der Lungentuberkulose der Erwachsenen nichts

---

[1]) Die Häufigkeit der Tuberkulose im Kindesalter. Wiener med. Wochenschrift. 1909. Nr. 25.

[2]) Tuberkulosis. 1910. Bd. IX. Nr. 9. Zitiert in der Zeitschrift für Schulgesundheitspflege. 1911. S. 396.

zu tun habe, diese komme vielmehr durch selbständige Infektion zustande. „Die Kräftigung latent tuberkulöser Kinder verspricht keinen Erfolg; die Prophylaxe soll vielmehr im Pubertätsalter einsetzen. Die Verhinderung der Kindheitsinfektion vermehrt die Häufigkeit der progredienten tuberkulösen Lungenphthise, da der Immunitätsschutz fehlt, den die überstandene Krankheitsinfektion mit ihrer immunisierenden Wirkung betätigt." Hart sieht also in der frühzeitigen ersten Infektion beinahe einen für das spätere Leben des Kindes günstigen Umstand.

Auch Römer[1]) ist der Ansicht, daß durch die kindliche Infektion, welche zunächst zu keinen erheblicheren Zerstörungen führt, eine dauernde aktive Immunität gegen weitere Tuberkuloseinfektionen erworben wird, welche den Menschen gegen alle Angriffe der späterhin von außen her in seinen Organismus gelangenden Keime mit großer Sicherheit schützt, sofern nicht eine zu massenhafte, zeitlich und quantitativ zu reichliche Eintragung weiterer Tuberkelbazillen erfolgt.

Im Gegensatz hierzu stehen die Ansichten anderer Forscher, besonders der Pathologen. Albrecht erklärt, daß seine früher erwähnten Untersuchungen[2]) der Annahme v. Behrings eine anatomische Stütze geben, daß die infantile Infektion für die tuberkulöse Lungenschwindsucht disponiere. Ein Teil der infizierten Kinder akquiriere eine zweite Infektion gewöhnlich jenseits des Pubertätsalters, die dann zur Phthise führt.

Orth[3]) hat diese Frage in seinem schon erwähnten Vortrage in der Medizinischen Gesellschaft eingehend behandelt. Es gibt eine gewisse erworbene Immunität gegen Tuberkulose, so führt er aus, diese ist aber nicht imstande, eine spätere Reinfektion unschädlich zu machen, vielmehr kann sowohl aus einem alten tuberkulösen Herd eine Neuinfektion der Nachbarschaft, wie entfernter Organe entstehen (endogene Reinfektion), als auch von außen her eine neue Infektion erfolgen (exogene Reinfektion). Weder die endogene, noch die exogene Reinfektion setzt eine Massenverbreitung oder ein Masseneindringen von Bazillen voraus, sondern es genügt offenbar dazu eine geringe Menge. Wir sind berechtigt,

---

[1]) cf. v. Drigalski: Schulgesundheitspflege. 1912. S. 161.
[2]) Siehe S. 33.
[3]) Über die Bedeutung der Rinderbazillen für den Menschen. Berliner klin. Wochenschrift. 1913. Nr. 10.

damit zu rechnen, daß mit einer gewissen Wahrscheinlichkeit durch Überstehen einer tuberkulösen Erkrankung in der Jugend eine Disposition für die Entwicklung einer Lungenschwindsucht bei einer späteren Reinfektion erzeugt wird, die es verschuldet, wenn aus der ersten Reinfektion in so zahlreichen Fällen durch immer neue örtliche Reinfektionen eine chronisch fortschreitende Tuberkulose, eine Lungenschwindsucht entsteht.

Ich kann in dieser Disposition, sagt Orth, nichts Günstiges, sondern nur etwas Unheilvolles, eine Verschlechterung — nicht wie bei der Immunisierung —, eine Verbesserung der Konstitution erblicken. Ohne die erste Infektion hätte die Reinfektion vielleicht überhaupt keine schwere Tuberkulose erzeugt, weder in der Lunge, noch sonst wo. Ich vermag demnach auch in der ersten Infektion, sagen wir, in der Jugendinfektion, nichts Günstiges, sondern unter allen Umständen nur etwas absolut Gefährliches zu erkennen.

Orth weist dann noch darauf hin, daß eine infantile bovine Infektion es oft mitverschuldet, daß später eine Lungenschwindsucht sich infolge einer Neuinfektion entwickelt.

Auf der letzten Internationalen Tuberkulose-Konferenz in Berlin im Herbst 1913 äußerte sich ferner Sheunan-Edinburg[1] dahin, daß Überempfindlichkeit infolge der Erstinfektion wahrscheinlich äußerst wichtig sei für Neuinfektionen.

In der Diskussion über den Vortrag von Ulrici: „Tuberkulosebekämpfung durch die Hospitalisierung der infektiösen Kranken", in der Gesellschaft für soziale Hygiene usw. erwähnte der Vortragende[2], daß die Mehrzahl der experimentell arbeitenden Tuberkuloseforscher bezüglich der Tuberkuloseimmunität einen von der Orthschen Auffassung in den meisten Punkten erheblich abweichenden Standpunkt einnimmt. Dann weist er darauf hin, daß es in der Immunitätsfrage heute fast so viele Ansichten, wie Forscher gebe und daß man daher kaum zu viel sage, wenn man sie heute noch als terra incognita bezeichnet.

Man wird daher weitere Erfahrungen auf diesem Gebiete sammeln müssen, bis man zu einem einigermaßen zuverlässigen Urteil über die Bedeutung der ersten Infektion und ihren Einfluß auf den Organismus des Kindes gelangen kann.

---

[1] Halbmonatsschrift f. soziale Hygiene und praktische Medizin. 1913. Nr. 23. S. 427.
[2] Ebenda. 1913. Nr. 18. S. 341.

Das eine müssen wir jedoch wohl mit Wahrscheinlichkeit annehmen, — möge man über die Schutzwirkung der ersten Infektion urteilen wie man will —, daß die Prognose um so schlechter wird, je öfter ein Kind der Möglichkeit der Reinfektionen ausgesetzt ist und je mächtiger diese Reininfektionen sind. Über ein gewisses Maß gegenüber der Infektionsdosis wird die Immunität jedenfalls nicht hinausgehen, ausschlaggebend wird also auch beim Kinde, wie im Tierexperiment, die Häufigkeit und die Größe der Reinfektionen sein. Nur wird man nicht immer erwarten müssen, daß die Folgen solcher gehäuften Infektionen, welche ja meistens im Elternhause erfolgen werden, sich schon beim Schulkinde zeigen. Sehr oft werden sie sicher erst in den Jahren nach der Entlassung aus der Schule manifest werden. Nach Hamburger vergehen nach der tuberkulösen Infektion 5—10 Jahre, ehe der Krankheitsprozeß sich zur Phthise entwickelt. Die Kinder, welche sich während ihrer Schulzeit infiziert haben, würden demnach in der Altersperiode zwischen 11 und 24 Jahren die Zeichen der Lungenschwindsucht aufweisen, da ja in diesem Lebensabschnitt die anderen Formen der Tuberkulose fast ganz zurücktreten. Der starke Anstieg der Mortalitätskurve nach dem 15. Lebensjahre ist vielleicht dadurch zu erklären. Denn die Kinder, welche sich in den ersten Jahren der Kindheit mit Tuberkulose infiziert haben, sind meist schon früher der Krankheit erlegen. Die während der Schulzeit infizierten Kinder dagegen zeigen erst gegen Ende der Schulpflicht und nach ihrer Entlassung aus der Schule die Folgen der eine mehr oder minder große Anzahl von Jahren zurückliegenden Infektion. Meine später zu erwähnenden Beobachtungen an dem Material des Charlottenburger Fürsorge-Amtes für Lungenkranke sprechen durchaus für diese Auffassung. Erwähnt sei hier noch die Ansicht von Engel über die Wichtigkeit der Lymphdrüsen. Er meint, daß die Erkrankung der Lymphdrüsen einen Schutz für den Kindeskörper bedeute. Es scheine, daß die Lymphdrüsen als Schutzorgane gegen die Tuberkulose gerade in jener Zeit funktionieren oder sich bestreben zu funktionieren, wo die allgemeine Resistenz des Körpers und der Organe geringer ist, und daß sie ausgeschaltet werden, so bald es nicht mehr nötig ist. Die Lymphdrüsen sind zum Kampfe mit der Tuberkulose besonders geeignet; sie sind daher auch befähigt, den Widerstand gegen die Tuberkulose zu einer Zeit zu versuchen, wo alle anderen Organe dazu weniger gut imstande sind. Ihre Rolle ist ausgespielt, wenn der Körper im ganzen mehr erstarkt ist.

Vielleicht ist dieses Nachlassen der Schutzwirkung des Lymphdrüsensystems auch eine der Ursachen dafür, daß mit dem Beginne der Pubertätszeit die Tuberkulose an Häufigkeit zunimmt und daß sie sich nicht mehr in den Lymphdrüsen, sondern in der Lunge lokalisiert.

B. Die Skrofulose.

Unter den verschiedenen Formen der Tuberkulose, welche im schulpflichtigen Alter zur Beobachtung kommen, steht die Skrofulose an erster Stelle, sowohl was die Zahl der Fälle anbetrifft, als auch besonders wegen ihres Einflusses auf die Arbeitsfähigkeit des Schulkindes. Wie bekannt, ist seit ca. einem Jahrzehnt ein Kampf der Meinungen und Ansichten über den Begriff und den Namen „Skrofulose" entbrannt, der noch nicht völlig geschlichtet ist. Viele Autoren, besonders die Pädiater der neueren Richtung, wollen den Namen Skrofulose völlig aus der Nomenklatur streichen. Nach meiner Ansicht wäre das zu bedauern, es würden dadurch namentlich in den schulärztlichen Berichten mancherlei Mißverständnisse und Unstimmigkeiten entstehen. Noch scheint es mir nicht an der Zeit zu sein, den Namen der Skrofulose ganz aufzugeben, vielleicht werden wir nach einem Jahrzehnt weiter sein. Die Mehrzahl der Schulärzte, die doch den Streit der Anschauungen in den akademischen Kreisen nicht so genau verfolgen kann und eine schließlich erfolgte Einigung auch nicht sogleich als für sich verbindlich ansehen wird, würde zurzeit den Begriff der Skrofulose nur ungern missen. Es würden sich auch Schwierigkeiten in der schulärztlichen Praxis ergeben, wenn die Bezeichnung Skrofulose ganz gestrichen würde. Bei Aufstellung der Jahresberichte und von Listen, welche für den ärztlichen Gebrauch bestimmt sind, würde das vielleicht noch möglich sein, im Verkehr mit den Eltern aber würde es zu den größten Unzuträglichkeiten führen. Wenn die Eltern eine Mitteilung erhalten, daß ihr Kind an Drüsentuberkulose oder an lymphatischer Diathese leide, so wird ein Teil von ihnen damit keinerlei Begriff verbinden können, ein anderer Teil, besonders der intelligentere, wird aber wahrscheinlich bei der Bezeichnung Tuberkulose auf das äußerste erschrecken und sich den schlimmsten Befürchtungen hingeben. Aus den Gesundheitsscheinen, den schulärztlichen Jahresberichten und den Mitteilungen an die Eltern wird die Bezeichnung „Skrofulose" also bis auf weiteres nicht verschwinden können.

Außerdem hat es den Anschein, als ob selbst in den akademischen Kreisen über den Begriff dieses Leidens noch keine völlige Einigkeit erzielt ist. Ich kann hier auf eine Äußerung von Heubner [1]) hinweisen, die er noch im vorigen Jahr in der Berliner Medizinischen Gesellschaft getan hat. Er sagte dort: „Die Frage der Skrofulose ist in der Pädiatrie eine noch immer viel umstrittene und zweifelhafte. Wir Ärzte der älteren Generation können uns nicht entschließen, den Begriff der Skrofulose fallen und in den der exsudativen Diathese aufgehen zu lassen." Nach dieser Äußerung von so autoritativer Seite scheint mir keine Veranlassung vorzuliegen, diese Bezeichnung gänzlich aufzugeben. Auch Czerny [2]) war früher derselben Ansicht; er sagt: „Ich halte es weder für notwendig, noch für ein leichtes Unternehmen, den alten Ausdruck Skrofulose aus der Nomenklatur zu entfernen, halte es aber für dringend erforderlich, daß wir uns darüber einigen, was wir unter diesem Ausdruck zusammenfassen."

Auch Soltmann [3]) warnt davor, die Skrofulose in der bazillären Tuberkulose aufgehen zu lassen, denn sie sei eine nicht bazilläre, vererbte, toxische Erkrankung, welche von der Mutter durch die Plazenta auf das Kind überginge.

Die von Czerny empfohlene Einigung darüber, welche Krankheitserscheinungen unter dem Ausdruck „Skrofulose" zusammenzufassen seien, halte auch ich für durchaus notwendig. Sie ist aber bis jetzt noch nicht erfolgt. Dabei würde eine solche Einigung wenigstens für den Gebrauch in der schulärztlichen Praxis, wie ich meine, nicht allzuschwer zu erzielen sein, wenn man nicht allzu streng ätiologisch, sondern etwas schematisch vorgeht. Es würde dies eine dankbare Aufgabe für einen der nächsten schulärztlichen Kongresse sein.

Den Tumor albus und osteomyelitische, zur Fistelbildung führende Herde, welche man früher zur Skrofulose zählte, wird

---

[1]) Berliner klin. Wochenschrift. 1912. Nr. 34. S. 1634.

[2]) Ein Vorschlag zur Abgrenzung des Begriffes „Skrofulose". Zeitschrift f. Tuberkulose und Heilstättenwesen. 1901. Bd. 2. S. 200.

[3]) Zitiert nach Oppelt. Zeitschrift f. Schulgesundheitspflege. 1913. Nr. 8. S. 527.

man jetzt wohl schon allgemein als Gelenk- und Knochentuberkulose bezeichnen. Die Hypertrophie der Gebilde des adenoiden Schlundringes, die Schwellung der Gaumen- und Rachenmandel mit den durch sie veranlaßten Katarrhen des Gehörorganes können wir heute auch nicht mehr zur Skrofulose rechnen, ebenso wenig wie die chronischen Katarrhe des Respirationstraktus, weil sie auch ohne tuberkulöse Infektion zustande kommen. Dagegen wird man leicht darüber in Zweifel sein können, ob man eine für sich allein bestehende bedeutendere Schwellung der Halsdrüsen, wenn man ihre Ätiologie als eine spezifische ansieht, noch als skrofulös bezeichnen oder unter dem Namen einer Lymphadenitis tuberculosa, der Drüsentuberkulose, rubrizieren soll. Ich würde das letztere für richtiger halten. Wir haben ja früher gesehen, daß es eine isolierte Form der Halsdrüsentuberkulose gibt. Auch Czerny führt an, daß man bei den von weitem sichtbaren, entstellenden Drüsenschwellungen am Halse mit Sicherheit annehmen könne, daß eine tuberkulöse Infektion vorliege. Eine Drüsenschwellung, welche mit anderen skrofulösen Erscheinungen zusammen auftritt, wird man ja zwanglos noch zur Skrofulose zählen können. Von den Symptomen, die Escherich[1]) als charakteristisch und pathognomonisch für die Skrofulose bezeichnet, würden dann nur noch die oberflächlicheren Veränderungen der Haut und der Schleimhaut übrig bleiben, welche wir in Form der Conjunctivitis phlyctaenulosa, der chronischen Blepharitis, der Rhinitis scrofulosa, der verdickten Oberlippe, der impetiginösen und nässenden Ekzeme so häufig beobachten können. Escherich rechnet auch noch das Skrofuloderm hinzu, sowie gewisse lichenoide und knotige Infiltrate, für welche in neuerer Zeit auch der Name der Tuberkulide aufgekommen ist. In Verbindung mit diesen Erscheinungen besteht oft noch eine Neigung zu Katarrhen des Rachens, der Ohren, der Luftwege und des Verdauungstraktes, meist begleitet von multiplen indolenten Schwellungen der oberflächlichen Lymphdrüsen. Die skrofulösen Oberflächenkatarrhe sind tuberkulo-toxische Erscheinungen, welche eine besondere Vulnerabilität und Widerstandslosigkeit der Haut und Schleimhaut zur Voraussetzung haben. Diese findet sich besonders ausgeprägt bei der lymphatischen Konstitution. Demnach wären nach Escherich als Skrofulose

---

[1]) Escherich: Was nennen wir Skrofulose. Wiener klin. Wochenschrift. 1909. Nr. 7.

im modernen Sinne des Wortes nur die auf dem Boden
der lymphatischen Konstitution entstandene, und durch
die Neigung zu Oberflächenkatarrhen charakterisierte
Form der infantilen Tuberkulose zu bezeichnen.

Abramowsky[1]) unterscheidet zwei Formen der Skrofulose,
eine torpide und eine eretische. Die erstere, welche im 1.—5. Lebensjahre beginnt, spielt sich in den peripheren Drüsen ab und
führt zu adenoiden Wucherungen. Sie ist durch den Typus bovinus
des Tuberkelbazillus bedingt und stellt die eigentliche Skrofulose
dar. Derartige Kranke stammen nur selten von tuberkulösen
Eltern ab, auf subkutane Tuberkulininjektionen reagieren sie nicht,
dagegen auf die Hautimpfung. Bei der eretischen Form der Skrofulose sind dagegen die viszeralen, bzw. die bronchialen Drüsen
ergriffen mit rezidivierenden Katarrhen der Luftwege. Diese Form
tritt im 7.—8. Jahre bis zur Pubertät auf; sie ist durch den Typus
humanus verursacht und geht in Schwindsucht aus. Diese Kranken
stammen meist von phthisischen Eltern ab und reagieren auf
Tuberkulin kutan und subkutan.

Czerny hat zuerst darauf aufmerksam gemacht, daß man
die durch Tuberkulose hervorgerufene echte Skrofulose streng
unterscheiden müsse von dem Lymphatismus, für welchen man
in neuerer Zeit auch den Namen der exsudativen, oder der
exsudativ-lymphatischen Diathese eingeführt hat. Diese
hat nichts mit der Tuberkulose zu tun. Die Unterscheidung ist
oft recht schwer und manchmal vielleicht nur ex juvantibus möglich,
da die Krankheitserscheinungen bei beiden Erkrankungen fast
die gleichen sein können. Die entzündliche oder exsudative Diathese
beruht nach Czerny auf Ernährungs- oder Stoffwechselstörungen,
über deren Wesen und Ursache man nichts Sicheres weiß. Für
den durch sie herbeigeführten endogenen „Nährschaden“ ist meist
eine zu reichliche Nährungszufuhr, eine Mästung, verantwortlich
zu machen. Czerny führt folgende Krankheitszeichen der
exsudativen Diathese an den Körperoberflächen an[2]): Auf
der äußeren Haut: Gneis, Milchschorf, Intertrigo, Prurigo. Diese
Symptome sind charakteristisch für die schweren Formen des
Leidens. Die leichteren Formen dagegen werden beherrscht von

---

[1]) Beitrag zur Skrofuloseforschung. Zeitschrift f. Tuberkulose.
Bd. 17. S. 488.

[2]) cf. Feer: Lehrbuch der Kinderheilkunde. S. 181. Jena 1911.

den Erscheinungen auf den Schleimhäuten, welche sich als Reizzustände mit Schwellung, Rötung und Desquamation darstellen (im Zungenbereiche „Lingua geographica"). Zu diesen treten als sekundäre Erscheinungen, bedingt durch Infektion bei der ersten Gruppe Ekzem und Impetigo mit Abszeßbildungen und Septikämien, mit ihren Begleiterscheinungen, vermittelt durch Übererregbarkeit des Nervensystems: Heftiges Jucken, große Unruhe, Schreckhaftigkeit, Schlafstörung mit den Lymphdrüsenschwellungen am Nacken, in den Gelenkbeugen usw. als Folgeerscheinungen der infektiösen Prozesse. An den Schleimhäuten findet man als sekundäre durch Infektion bedingte Erscheinungen Angina palatina et pharyngea, Pharyngitis, Coryza, Laryngitis, Bronchitis diffusa, Blepharitis, Phlyktänen, Vulvovaginitis, Balanitis, welche von schweren Störungen des Allgemeinbefindens, Hyperthermie, heftigem Husten, Erbrechen, Anorexie, Pseudocroup und Asthma begleitet sein können. Als Folgeerscheinungen der infektiösen Prozesse sind Lymphdrüsenschwellungen am Nacken, am Unterkieferwinkel, am Kinn, am vorderen Halse, sowie Otitis und Pharyngostenose zu beobachten.

Wenn wir bei einigen der aufgeführten sekundären Prozesse annehmen, daß die Infektion durch Tuberkelbazillen erfolgt ist, so würden wir nach der Theorie von Escherich daraus die Berechtigung herleiten, die Krankheitssymptome der Skrofulose zuzuzählen.

Czerny macht noch darauf aufmerksam, daß diese Krankheitserscheinungen meist nicht gleichzeitig zusammen auftreten, sondern zu verschiedenen Zeiten und daß das Krankheitsbild im Laufe der Jahre sehr wechselt, jedoch wiederholen sich die Symptome fast in gesetzmäßiger Weise. Er weist dann noch darauf hin, daß die Berechtigung, bestimmte Krankheitserscheinungen zur Skrofulose zu rechnen, nur auf Grund jahrelanger Beobachtung der Träger solcher Symptome erbracht werden können.

Hiernach würde es kaum angängig sein, bei einmaliger oder nur hin und wieder vorgenommener Untersuchung eines Kindes die Diagnose auf Skrofulose zu stellen; der Schularzt z. B. würde dazu gar nicht in der Lage sein.

In der Tat macht bei wenig ausgeprägten Symptomen die Stellung der Diagnose oft Schwierigkeiten oder ist überhaupt nicht mit Sicherheit möglich, wenn man nicht die Tuberkulinreaktion heranziehen will. Es wird also ganz von der subjektiven Auffassung des Untersuchers abhängen, welche Fälle er zur Skrofulose zählen will, und bei verschiedenen Untersuchern werden die Ansichten über die Häufigkeit der Skrofulose in den Schulen daher sehr auseinandergehen.

Becker[1]) hat darauf hingewiesen, daß die Blutuntersuchung mehr als bisher zur Diagnosestellung bei der Skrofulose herangezogen werden sollte. Er stellte fest, daß man bei Kindern mit skrofulösen Drüsenschwellungen häufig eine Vermehrung der weißen Blutkörperchen und zwar der Lymphozyten findet; besonders die großen Lymphozyten sind vermehrt. Vom 6.—7. Jahre ab müsse man Leukozytenzahlen über 10 000 und mehr als 33% Lymphozyten als pathologisch betrachten. Die Lymphozytose geht anscheinend dem Grade der Erkrankung parallel, daher kann man aus ihr einen Schluß auf den Zustand der Drüsen und auf den Verlauf der Skrofulose ziehen. So zeigte sich nach 6 wöchigem Aufenthalt in der Erholungsstätte bei vielen Kindern eine deutliche Abnahme der Lymphozyten.

Die Phlyktänen, welche uns hier wegen ihrer Bedeutung für die Arbeitsfähigkeit des Schulkindes besonders interessieren, sind, wie Hamburger meint, in der größten Mehrzahl der Fälle Manifestationen der Tuberkulose. Die Knötchen sind nach v. Pirquet[2]) dem Lichen scrofulosorum oder den papulösen Tuberkuliden der Haut analog zu setzen; ob zu ihrer Entstehung eine Einlagerung von Tuberkelbazillen notwendig ist, erscheint fraglich, da ganz ähnliche Bildungen gelegentlich nach Einträufeln von Tuberkulin in das Auge gesehen werden. Die letztere Beobachtung würde die Ansicht von Escherich[3]) stützen, daß die Ausscheidung des Tuberkulotoxins mit den drüsigen Sekreten und entzündlichen Exsudaten auf die überempfindliche Haut und die Schleimhäute die Erscheinungen der Skrofulose auf diesen hervorrufe. Wenn man sich dieser Auffassung anschließt, daß das von den Tuberkelbazillen im Innern des Körpers produzierte Gift, also eine chemische Noxe, diese Oberflächenkatarrhe hervorruft, so bedarf es keiner weiteren Erklärung, warum man in den Phlyktänen, im Nasensekret usw. skrofulöser Kinder bisher keine Tuberkelbazillen gefunden hat.

<hr>

[1]) Skrofulose und Lymphozytose. Med. Klinik. 1909. Nr. 7.
[2]) Feer: Lehrbuch der Kinderheilkunde. Jena 1912. S. 657.
[3]) Wiener klin. Wochenschrift. 1909. Nr. 7.

Von anderen Autoren wird dagegen gerade die Conjunctivitis phlyctaenulosa, die einfache chronische, rezidivierende Konjunktivitis, sowie die Blepharitis als ein echtes und hervorstechendes Symptom der exsudativ-lymphatischen Diathese angesehen.

Wenn man die neueste, sich auf diese Frage beziehende Literatur durchsieht, so erhält man den Eindruck, daß jetzt fast alle die Krankheitserscheinungen als **Äußerungen der exsudativ-lymphatischen Diathese** angesehen werden, welche man früher zur Skrofulose rechnete, als man von einem Zusammenhange dieses Leidens mit der Tuberkulose noch nichts wußte. Ich kann in dieser Beziehung auf die soeben erschienene Arbeit von Sittler[1]) verweisen. Dieser Autor rechnet jedoch auch noch zahlreiche neuropathische Erscheinungen zur exsudativen Diathese.

Wenn wir in diesem Widerstreit der Ansichten uns nun einigermaßen zurechtfinden wollen, so würden wir in bezug auf die Ätiologie also drei Möglichkeiten zu unterscheiden haben.

1. Die Symptome sind veranlaßt durch eine Infektion mit Tuberkelbazillen bei einem im übrigen normalen Individuum.

2. Die Symptome sind hervorgerufen durch die sogenannte exsudativ-lymphatische Diathese, also durch eine konstitutionelle Stoffwechselstörung (Czerny).

3. Die Krankheitserscheinungen sind verursacht durch das Zusammentreffen von 1. und 2., durch die Infektion eines an exsudativer Diathese leidenden Kindes mit Tuberkelbazillen (Escherich). Dieser Krankheitszustand müßte also nach den bis vor kurzem herrschenden Sprachgebrauch, dessen Beseitigung aber jetzt empfohlen wird, als Skrofulose zu bezeichnen sein.

Die exsudativ-lymphatische Diathese ist nach Sittler ein exquisit erbliches Leiden, besonders leicht durch die Mutter vererbbar. Es beruht wohl auf einer komplizierten Störung im Mechanismus der Korrelation der verschiedenen Drüsen mit innerer Sekretion und ist nahe verwandt der Anaphylaxie. Da unsere Kenntnisse sowohl über die innere Sekretion als auch über die Anaphylaxie noch recht mangelhafte sind, so können wir ruhig sagen, daß wir über die Ätiologie der lymphatisch-exsudativen Diathese noch nichts Sicheres wissen. Andererseits ist aber die tuberkulöse Ätiologie

---

[1]) Die exsudativ-lymphatische Diathese. Würzburg 1913. Curt Kabitzsch.

mancher jetzt zur Skrofulose gerechneten Symptome, wie wir gesehen haben, zur Zeit auch noch strittig, da der Nachweis von Tuberkelbazillen noch nicht zweifelsfrei erbracht ist; es herrschten also auch in dieser Gruppe noch Unklarheit, Zweifel und infolgedessen Meinungsverschiedenheiten bei der Beurteilung der Zugehörigkeit.

Bei der Aufstellung einer schulärztlichen Statistik dürfte es sich daher empfehlen, vor einer Diagnosestellung nach ätiologischen Momenten bei allen zweifelhaften Fällen, z. Z. noch gänzlich abzusehen und die Diagnose nur nach dem Symptomenbild zu stellen, welches im allgemeinen mit einigen Einschränkungen dem Bilde der Skrofulose der älteren Zeit, in welcher man dieses Leiden auf eine Stoffwechselstörung zurückführte, entsprechen dürfte. Die Fälle, für deren Entstehung nach unserer derzeitigen Erfahrung eine Infektion mit Tuberkelbazillen anzunehmen ist, würden hierbei ausscheiden und zur Tuberkulose (Drüsentuberkulose, Hauttuberkulose, Schleimhauttuberkulose usw.) zu rechnen sein, die übrigen zur Skrofulose. Dabei würden in dieser Gruppe wohl sehr viele Fälle mit inbegriffen sein, welche nach der Ansicht der jüngeren pädiatrischen Schule auf der lymphatisch-exsudativen Diathese beruhen; bei solchen Kindern würde sich vielfach der Ausdruck Skrofulose und exsudativ-lymphatische Diathese zur Bezeichnung ihres Krankheitszustandes völlig decken.

Bei meinen statistischen Aufstellungen bin ich im allgemeinen nach diesen Grundsätzen verfahren und ich glaube, daß die Mehrzahl der Schulärzte, ich möchte fast sagen, instinktiv, ebenso gehandelt hat.

Das ausgeprägte Bild der Skrofulose ist am häufigsten in der frühen Kindheit zu finden, in der Schulzeit sieht man schwere Fälle von Skrofulose, die den vorhin erwähnten, ausgeprägten Symptomenkomplex darbieten, verhältnismäßig selten. Man findet bei Schulkindern meist nur das eine oder das andere Symptom des Krankheitsbildes und meist nur in abgeschwächter Form. Am häufigsten sind es nach meiner Erfahrung noch die Schleimhäute des Auges, welche das Bestehen einer Skrofulose andeuten. Die geröteten und mit kleinen Schuppen bedeckten Lidränder fallen zuerst auf. Bei Nachfragen erfährt man dann meist, daß das Auge stärker sezerniert und daß die Lider am Morgen früh häufig leicht verklebt sind. Meist ist auch die Conjunctiva palpebrarum leicht gerötet. Phlyktänen auf der Höhe der Eruption findet man nicht allzu häufig. Dagegen sind Trübungen der Hornhaut, Hornhautflecke, welche auf abgelaufene Entzündungsprozesse der Kornea hindeuten, nicht so ganz selten. Wenn sie nur zart und klein sind und das Sehvermögen des Kindes daher nicht beeinträchtigen, können sie, namentlich wenn die Beleuchtung bei der Untersuchung nicht sehr gut ist, leicht der Aufmerksamkeit des Untersuchers entgehen.

An zweiter Stelle steht der Katarrh der Nasenschleimhaut, der chronische Schnupfen. Jedoch findet man die stets „laufende" Nase, die gerötete und mit Rhagaden besetzte Nasenöffnung, die geschwollene Oberlippe und das Ekzem um Mund und Nase, wie es bei kleinen Kindern so häufig ist, bei schulpflichtigen Kindern nur noch selten und auch nur noch in den untersten Klassen. Auch die Hauterscheinungen der Skrofulose an den übrigen Körperteilen kommen nur selten zur Beobachtung und dann meist nur wenig ausgeprägt. Meist sind es nur vereinzelte Kratzspuren, welche die Aufmerksamkeit auf eine leicht ekzematöse Hautstelle oder auf lichenartige Hautentzündungen lenken. Erhebliche Beschwerden haben die Kinder selten davon. Die Drüsenschwellung, welche in der Symptomatologie der Skrofulose eine so große Rolle spielt, bedarf hier nochmals einer besonderen Besprechung. Man findet bei der Untersuchung der Schulrekruten außerordentlich häufig eine Schwellung der Lymphdrüsen am Unterkieferwinkel. Die Anschwellung zeigt aber meist nur geringe Grade. Die Drüsen sind erbsen- bis bohnengroß. Eine Anschwellung der Hals- und Nackendrüsen beobachtet man nicht so häufig. Wenn man die Kinder später wieder untersucht, so sieht man, daß diese geschwollenen Drüsen mit zunehmendem Alter immer mehr schwinden. Bei der Schulentlassung sind sie bei den meisten Kindern nicht mehr vorhanden. v. Drigalsky und Peters[1] haben diesen Drüsenschwellungen bei den Untersuchungen der Schulkinder in Halle besondere Aufmerksamkeit geschenkt. Der erstere fand in den Jahren 1908—1910 bei 38% von 8326 untersuchten Kindern deutliche Vergrößerungen der Unterkiefer- und Halsdrüsen, Peters stellte auffallende Drüsenvergrößerungen bei 12,3% von 27326

---

[1] v. Drigalski: Schulgesundheitspflege. Leipzig 1912. S. 156.

Volksschülern fest. Ganz regelmäßig zeigte sich eine Zunahme der Drüsenschwellungen vom 6.—8. Lebensjahre, dann gingen bei allen Schülerkategorien die Geschwülste regelmäßig zurück, so daß sie im 14. Lebensjahre um 50 und mehr Prozent seltener als im 8. gefunden wurden. Im Jahre 1910 fand Peters bei den 14jährigen Kindern die Erscheinung nur noch in 4%, gegenüber 16% der 8jährigen.

In Stuttgart [1]) wiesen im Jahre 1912 im Durchschnitt 53% der untersuchten Schulkinder Drüsenschwellungen auf.

In bezug auf die Ätiologie dieser Drüsenschwellungen sagt v. Drigalski: „Selbstverständlich ist nicht der Tuberkelbazillus allein die Ursache dieser Schwellungen, wie mehrfach nachgewiesen werden konnte. Die Entzündungen, welche nach eitrigen Prozessen der Kopfhaut an den Halsdrüsen, nach Zahngeschwüren, beim Zahnwechsel usw. nach Mandelentzündungen in den Unterkieferdrüsen auftreten, bleiben häufig längere Zeit hindurch bestehen. Es läßt sich nicht einmal einigermaßen genau angeben, wie viele dieser Drüsengeschwülste auf tuberkulöser Grundlage beruhen. Indessen wird man auch bei vorsichtigster Beurteilung nicht in der Annahme fehlgehen, daß ein nicht unerheblicher Bruchteil auf tuberkulöse Infektion zurückzuführen ist; sieht man doch oft genug den kalten Abszeß als typischen Ausdruck des Fortschrittes der lokalen Infektion entstehen; andererseits können auch unvergrößerte Drüsen einmal Tuberkelbazillen enthalten." Nach meiner Ansicht darf man diese Drüsenschwellungen geringen Grades nicht zur Sicherung der Diagnose „Skrofulose" heranziehen, denn meist beruhen sie nicht auf Tuberkulose, sondern auf anderen Infektionen. Die 6 bis 10jährigen Kinder befinden sich in der Zeit des Zahnwechsels; die Zahl der kariösen Zähne ist außerordentlich groß, die Mund- und Zahnpflege ist noch sehr wenig entwickelt. Schon diese Umstände würden zur Erklärung der Häufigkeit der Schwellung der Drüsen genügen, welche in der Umgebung der Rachenorgane liegen. Ferner ist zu berücksichtigen, daß doch Katarrhe des Rachens, der Mandeln und der oberen Luftwege bei Kindern sehr häufig sind, daß die Hände der Kinder oft sehr unsauber sind und daß die Kinder mit diesen häufig auch noch

---

[1]) Med.-statistischer Jahresbericht über die Stadt Stuttgart im Jahre 1912. Redigiert von Prof. Dr. A. Gastpar.

an sich unsaubere Nahrungsmittel in den Mund führen. Aber auch andere Gegenstände werden in den Mund gesteckt, teils aus Spielerei, teils um sie zu halten, wenn die Hände gerade anderes zu tun haben. Ich habe selbst ein Mädchen behandelt, welches von ihren Eltern zwei Markstücke erhalten hatte, um eine Besorgung zu machen. Sie steckte die Geldstücke in den Mund, um einen Augenblick die Hände frei zu haben und schluckte sie im Versehen dann hinunter. Jeder Arzt kennt solche Fälle. Wer darauf achtet, wird häufig sehen, daß auch größere Kinder alle möglichen Gebrauchsgegenstände in den Mund nehmen. Daß durch diese Gegenstände, die oft auf dem Boden oder an unsauberen Plätzen gelegen haben und häufig beim Spiel noch von Hand zu Hand, oder von Mund zu Mund gehen, manche kleine Verletzung der Mundschleimhaut und manche Infektion herbeigeführt werden kann, die wiederum eine Drüsenschwellung zur Folge hat, leuchtet wohl ein.

Größere, haselnuß- oder walnußgroße, hartnäckige Drüsenschwellungen sind natürlich etwas anders zu bewerten. Bei ihnen ist der Verdacht, daß Tuberkulose vorliegt, schon näher liegend, man kann jedoch nicht nur daraufhin die Diagnose auf eine Tuberkulose der Bronchialdrüsen stellen. Denn Heubner [1] führt aus, daß beim Kinde sich für gewöhnlich die Bronchialdrüsen allein krank erweisen, während die Unterkiefer-, Hals- und Mediastinaldrüsen frei von Tuberkulose bleiben und nur markig geschwollen sind. Ob in diesen latente Tuberkulose im Sinne von Weichselbaum und Bartel doch vorhanden ist, ist noch eine offene Frage. Mit den Heubnerschen Darlegungen stehen die von mir früher erwähnten Äußerungen von Albrecht [2] wohl nur scheinbar in Widerspruch, welcher vom Standpunkte des pathologischen Anatomen speziell die submaxillare Lymphknotengruppe bespricht. Denn da Albrecht die Lymphknotentuberkulose auf wiederholte Infektionen vom Nasenrachenraum aus zurückführt, hat er hier offenbar ältere und weiter fortgeschrittenere Fälle im Auge, während Heubner wohl vom Anfangsstadium spricht. Außerdem ist ja auch, wie ich vorhin ausführte, nicht jede Schwellung der Unterkieferdrüsen auch als eine Lymphknotentuberkulose anzusehen.

Nach meiner Ansicht würde es sich empfehlen, wie schon

---

[1] Lehrbuch der Kinderkrankheiten. 1911.
[2] cf. Seite 33.

erwähnt, bei längerem Bestehen größerer Drüsenpakete in der Hals- und Unterkiefergegend, wenn andere Erscheinungen von Skrofulose fehlen, von Halsdrüsentuberkulose, nicht von Skrofulose zu sprechen.

Nach meinen Erfahrungen findet man jedoch solche Drüsenschwellungen höheren Grades, die Erbsen- oder Bohnengröße überschreiten, bei Schulkindern nur recht selten.

Was nun die Verbreitung der Skrofulose unter der Schuljugend betrifft, so sind darüber zurzeit erst wenige zuverlässige Angaben vorhanden und diese zeigen recht beträchtliche Verschiedenheiten.

Auf dem 1. internationalen Kongreß zur Bekämpfung der Tuberkulose berichtete Heubner, daß nach seiner Berechnung im Jahre 1902 in Deutschland etwa 10 % der Kinder äußerlich wahrnehmbare Anzeichen von Skrofulose aufwiesen. Es ist jedoch nicht ersichtlich, wie groß der Anteil der Schuljugend an diesem Prozentsatz ist.

Thiele fand in Chemnitz unter den Schulrekruten Skrofulose bei 6,55 % der Knaben und bei 5,53 % der Mädchen.

v. Drigalski berichtet, daß in Halle etwa 5 % der Schüler und Schülerinnen der höheren Schulen an einer behandlungsbedürftigen Skrofulose litten, in den Volksschulen dürfte der Prozentsatz noch beträchtlich höher sein.

In Altona fand Herford bei 2,8 % der untersuchten Kinder Erscheinungen von Skrofulose, fast denselben Prozentsatz (3 %) fand Steinhaus in Dortmund. In Breslau waren 3 % der Überwachungsschüler und der Schulinvaliden skrofulös; wenn man diese Ziffer auf die Gesamtzahl der Schüler verrechnet, wird sie allerdings bedeutend kleiner.

In Berlin wurde Skrofulose festgestellt bei 1,7 % der neu eingeschulten Kinder; wegen Skrofulose überwacht wurde 1 % der älteren Kinder, und zwar Knaben und Mädchen in gleicher Zahl. In Augsburg fanden sich im Schuljahr 1911/12 unter den Gemeindeschülern 0,38 % skrofulöse, im Schuljahr 1912/13 0,98 %.

Bei meinen eigenen Untersuchungen in Charlottenburg fand ich bei den Schulrekruten, wie eingangs erwähnt, bei 9,7 % der Kinder Zeichen von Skrofulose, und zwar bei 9 % der Knaben und bei 10,2 % der Mädchen. Es handelte sich jedoch in der großen Mehrzahl der Fälle nur um leichte Grade des Leidens.

Über die Häufigkeit der Skrofulose bei den älteren, im 8. bis 15. Lebensjahre stehenden Kindern können wir ein Bild gewinnen aus der Zahl der Mitteilungen, welche an die Eltern verschickt wurden. Allerdings gibt diese ja nur die Fälle an, bei welchen den Eltern ärztliche Behandlung empfohlen wurde, also die ausgeprägteren und schwereren Fälle. Nach meinen Berechnungen bedurften ca. $0,8\%$ der von mir untersuchten älteren Kinder ärztlicher Behandlung wegen Skrofulose. Diese Zahl umfaßt aber noch nicht alle Fälle. Unter den Kindern, welchen wegen eines Augenleidens ärztliche Behandlung empfohlen wurde, befanden sich viele, deren Leiden auf Skrofulose beruhte. Ich möchte daher den Prozentsatz der an Skrofulose leidenden, behandlungsbedürftigen älteren Kinder auf $1,25—1,5$ einschätzen. Knaben und Mädchen sind daran in fast gleichem Maße beteiligt.

Wie wir sehen, stimmt diese Zahl mit der in Berlin beobachteten recht gut überein.

Für die Schule sind eigentlich nur die skrofulösen Kinder von Interesse, welche Augenleiden oder stärkere Hautausschläge aufweisen. Die Kinder, welche an oft rezidivierenden Phlyktänen oder an Hornhautentzündungen leiden, werden dadurch natürlich häufig in ihrer Arbeitsfähigkeit sehr behindert, da sie den Unterricht oftmals versäumen müssen und da ihre Augen auch in der anfallsfreien Zeit der Schonung bedürfen. Ausgebreitete vernachlässigte Hautausschläge können wegen ihres ekelerregenden Aussehens und wegen der doch nicht ganz von der Hand zu weisenden Ansteckungsgefahr eine Ausschließung des Kindes vom Unterricht bis zur Besserung des Leidens erforderlich machen.

Es ist schon häufig darauf hingewiesen worden, daß die schwereren Fälle von Skrofulose namentlich bei „kleinen Leuten" vorkommen. Nach meinen Erfahrungen macht sich die Lebensführung und das soziale Niveau am deutlichsten bei den skrofulösen Augenleiden bemerkbar. Man kann in dieser Beziehung in verschiedenen Schulen derselben Stadt recht große Unterschiede finden. Ich habe früher zwei Gemeindeschulen schulärztlich überwacht, welche in einem Bezirk lagen, dessen Bewohner größtenteils auf niedriger sozialer Stufe standen. Dort sah ich viel mehr und viel schwerere und vernachlässigte Fälle von Keratitiden, Phlyktänen und Blepharitiden, als jetzt, wo ich Schulkinder zu untersuchen habe, welche sich aus einer wohlhabenderen Volksschicht rekrutieren. Hier beobachte ich überhaupt nur wenig Fälle skrofulöser Augenleiden und noch seltener schwere. Aus persönlichen Erfahrungen habe ich den Eindruck gewonnen, daß diese Fälle an Menge und Schwere zunehmen, je weiter ostwärts man im Deutschen Reiche kommt und daß sie jenseits der Deutschen Grenzpfähle ganz beträchtlich mehr verbreitet sind als bei uns.

Die übrigen Fälle von Skrofulose sind für den Schulbetrieb von keiner Bedeutung. Für das einzelne Kind ist es natürlich von Wichtigkeit, daß ärztliche Beratung und eventuelle Behandlung empfohlen wird, sobald ausgeprägte Symptome von Skrofulose vorhanden sind. Daß eine solche Behandlung notwendig ist, betont besonders Becker [1] sehr nachdrücklich, indem er darauf hinweist, daß die Behandlung und Ausheilung der Skrofulose einer der wichtigsten Punkte in der Prophylaxe der Lungentuberkulose sei.

C. Die Tuberkulose der Lungen.

Die Tuberkulose der Lungen ist, wie schon erwähnt, im allgemeinen im schulpflichtigen Alter als eine seltene Erkrankung zu bezeichnen. Wenn man an einen Schularzt die Frage nach der Häufigkeit der Lungentuberkulose in den Schulen richtet, so wird man meist die Antwort erhalten, daß diese Krankheit unter den Schulkindern nur sehr selten beobachtet werde. Früher nahm man ja allgemein an, daß die Lungentuberkulose unter den Schulkindern kaum vorkomme. So berichtete der Schularzt Dr. Cohn-Charlottenburg, daß er unter 687 von ihm untersuchten Schulrekruten keinen Fall dieses Leidens gefunden habe. Im Laufe der letzten Jahre haben sich jedoch die Ansichten über die Häufigkeit der Lungentuberkulose im schulpflichtigen Alter wesentlich geändert. Durch die Anstellung von Schulärzten in den meisten größeren Städten Deutschlands und durch die immer mehr zunehmende Intensität der schulärztlichen Überwachung des einzelnen Schulkindes hat man allmählich ein besseres Bild von der Verbreitung dieses Leidens unter der Schuljugend gewonnen. In den Anfangsstadien der Schularzt-Institution wurden nur die Schulrekruten systematisch untersucht; die Zahlen, welche man hierbei

---

[1] Zeitschrift f. Tuberkulose. Bd. VIII. 1906.

fand, konnten natürlich keine Vorstellung von der Verbreitung
der Krankheit unter den verschiedenen Altersklassen der schulpflichtigen Jugend geben. Erst als man anfing, auch die älteren
Jahrgänge zu untersuchen, erhielt man allmählich ein besseres
Bild. Dieses ist aber immer noch verschwommen und ergibt noch
keinen richtigen Überblick über die wirklich vorliegenden Verhältnisse, da an den meisten Orten die Schulkinder nicht alljährlich, sondern in Zwischenräumen von 2—4 Jahren, manchmal
sogar nur 2—3 mal während ihrer ganzen Schulzeit untersucht
werden. An einigen Orten findet diese Untersuchung nur bei der
Einschulung, in der Mitte der Schulzeit und bei der Entlassung
aus der Schule statt. Allerdings werden ja die Kinder, welche
bei der Aufnahme-Untersuchung deutliche Krankheitserscheinungen
aufwiesen und daher eine besondere Berücksichtigung und Schonung im Schulbetriebe verlangen, meist unter ärztliche Überwachung gestellt und alljährlich vom Schularzt untersucht. Das
ist jedoch nur ein mehr oder minder großer Prozentsatz aller
Kinder. Daß bei diesem Verfahren viele, namentlich leichte und
mit wenig ausgeprägten Symptomen einhergehende Krankheitszustände, gar nicht zur Kenntnis des Schularztes und infolgedessen auch nicht des Lehrers und der Eltern kommen, habe
ich in Nr. 11 der Zeitschrift für Schulgesundheitspflege, 1909,
bewiesen und auf Grund meiner Erfahrungen die Forderung aufgestellt, daß sämtliche Schulkinder alljährlich systematisch vom
Schularzt untersucht werden müßten. Dieser Forderung ist aber
meines Wissens bisher nur in zwei Städten Deutschlands, in Stuttgart und in Charlottenburg, hier auch erst seit kurzem, Genüge
geleistet. Erst wenn diese häuslichen systematischen Untersuchungen aller Schulkinder durchgeführt sein werden, wird man
ein einigermaßen klares Bild von der Verbreitung der Lungentuberkulose unter den Schulkindern gewinnen können. Ich sage „ein
einigermaßen klares Bild", denn ich bin der Ansicht, daß der Schularzt sehr häufig keine exakte Diagnose wird stellen können; er wird
in vielen Fällen die Sicherung der Diagnose den Lungenfürsorgestellen oder den behandelnden Ärzten überlassen müssen, welche
in der Lage sind, durch häufig wiederholte Untersuchungen, durch
die Anwendung von Hilfsmitteln, welche dem Schularzt nicht
zu Gebote stehen (Temperaturmessungen, Röntgenaufnahmen
usw.) und durch Prüfung der häuslichen Verhältnisse des Kindes

zu einer sicheren Diagnosenstellung zu gelangen. Der Schularzt wird in den meisten Fällen nur eine Wahrscheinlichkeitsdiagnose stellen können. Die Aufgabe des Schularztes geht überhaupt — soweit es sich nicht um eine Begutachtung für besondere Zwecke handelt — nur dahin, festzustellen, ob das von ihm untersuchte Kind gesund ist, oder ob es irgendwelche Krankheitserscheinungen aufweist. Findet er solche, so hat er ferner zu entscheiden, ob der Befund von Wichtigkeit für die körperliche Entwicklung des Kindes und für sein Verhältnis zur Schule ist und daher ärztlicher Behandlung oder anderer Maßnahmen bedarf, oder ob die gefundenen Veränderungen von keiner Bedeutung sind. Die Stellung exakter Diagnosen gehört in den meisten Fällen nicht zur Aufgabe des Schularztes. Ein Kind, bei dem er irgendwelche, wenn auch nur unsichere oder verdächtige Erscheinungen auf den Lungen findet, wird der Schularzt aber immer als behandlungs- oder versorgungsbedürftig ansehen müssen und wird daher weitere Maßnahmen veranlassen.

Wer die Literatur über die Lungentuberkulose des Schulkindes einer, wenn auch nur flüchtigen Durchsicht unterwirft, ist erstaunt über den Widerstreit der Ansichten über dieses Leiden. Nicht nur die Zahlen über die Häufigkeit des Vorkommens der Lungentuberkulose weisen sehr erhebliche Unterschiede auf, auch die Ansichten über die Bedeutung dieses Leidens für das Schulleben und die Zukunft des Kindes, über die Maßregeln zur Bekämpfung der Krankheit usw. gehen noch weit auseinander.

Es ist ja erklärlich, daß die Leiter von großen Krankenanstalten, in denen sich besonders die schweren Fälle anhäufen, zu anderen Ansichten über die Verbreitung und den Verlauf einer Krankheit gelangen, als die Ärzte von Spezialanstalten, in welche die leichten, noch heilungsfähigen Krankheitsfälle mit mehr oder minder gesicherter Diagnose kommen. Der Schularzt, welcher nur die ersten Anzeichen der Krankheit sieht, und nur die leichten, in Heilung übergehenden Fälle im günstigsten Falle später wieder zu Gesicht bekommt, wird wieder einen anderen Eindruck von der Häufigkeit, dem Verlauf und der Prognose der Krankheit gewinnen. Schwere Fälle wird er kaum je finden, denn diese werden meist nicht mehr fähig sein, die Schule zu besuchen. Der Pathologe endlich, welcher die Lungentuberkulose als Todesursache oder als Nebenbefund bei anderen Krankheiten auf dem Sektionstisch findet, wird wieder zu einer ganz anderen Auffassung von der Verbreitung des Leidens gelangen.

Hierzu kommt noch die Verschiedenheit der Verhältnisse in den Städten und auf dem Lande; in Großstädten wird die Verbreitung und der Verlauf der Krankheit anders sein als in Mittel- und Kleinstädten. Unter der Fabrikbevölkerung wird sich die Lungentuberkulose der Schulkinder voraussichtlich häufiger finden, als unter der Handel und Ackerbau treibenden Bevölkerungsschicht. Im warmen Süden, in gutem Klima wird sie wahrscheinlich nicht so häufig sein, als im kalten Norden, welcher die Bevölkerung mehr an die Wohnstätten fesselt. Das soziale Niveau, die Gewöhnung an Sauberkeit und an die einfachsten Forderungen der Hygiene wird hierbei ferner auch eine große Rolle spielen. Schon aus diesen Umständen läßt sich die Verschiedenheit der Beurteilung der Lungentuberkulose des schulpflichtigen Alters erklären. Finden sich doch schon erhebliche Unterschiede in einer und derselben Stadt je nach der Stadtgegend, aus welcher sich die Besucher der Schulen rekrutieren. Ferner ist in manchen Berichten die Tuberkulose der Lungen nicht scharf genug von den übrigen Formen der Tuberkulose getrennt, so daß sich auch hierdurch auffällig große Zahlen ergeben. Auch scheint über die Nomenklatur noch nicht völlige Einigkeit zu herrschen; die Begriffe der offenen Lungentuberkulose, der latenten oder okkulten, der manifesten, der aktiven und inaktiven Tuberkulose geben noch zu manchen Mißverständnissen Veranlassung. Endlich hat die Einführung der diagnostischen Tuberkulin-Impfung anfänglich mancherlei Verwirrung in die uns hier besonders beschäftigenden Fragen nach der Häufigkeit der Tuberkulose im schulpflichtigen Alter gebracht. Der hohe Prozentsatz der positiv reagierenden Kinder erregte Schrecken und Grauen und führte zu ganz falschen Vorstellungen über die Verbreitung der Krankheit. Ferner muß ich hier noch einen Umstand erwähnen, welcher hier auch berücksichtigt werden muß, das ist die Schwierigkeit der Diagnosenstellung, die ich ja vorhin schon angedeutet habe. Die Lungentuberkulose macht in ihrem Anfangsstadium so wenig Erscheinungen, daß diese bei den schulärztlichen Untersuchungen, welche ja Massenuntersuchungen sind und mit möglichst geringem Zeitaufwand erledigt werden müssen, leicht übersehen werden können. Wo der Schularzt ein eigenes Schularztzimmer zur Verfügung hat, lassen sich genauere Unter-

suchungen noch allenfalls durchführen; in sehr vielen Schulen
fehlt es jedoch noch an einem solchen Untersuchungsraum und
man kann sich leicht denken, daß bei den Untersuchungen in den
Klassen in Gegenwart zahlreicher Kinder doch nicht immer eine
solche Stille und Ruhe herrscht, wie sie zu solchen Untersuchungen
eigentlich erforderlich ist. Der Stadtarzt von Halle a. S., v. Drigalski [1]) sagt, daß ihm wohl keine ärztliche Untersuchung so schwierig erscheine, wie die Lungenuntersuchung bei Schulkindern. „Wenn
man erst Geräusche hört, welche mit einiger Sicherheit auf lokale
Katarrhe zu beziehen sind, so kommt man fast immer zu spät.“
Wenn nun diese Äußerungen nach meiner Erfahrung doch als
etwas zu weitgehend erscheinen, so weisen sie doch darauf hin,
daß auch einem sorgfältigen und geübten Untersucher mancher
Fall eines beginnenden Lungenkatarrhes beim Schulkinde entgehen
mag. Auch in bezug auf die Deutung eines solchen Katarrhes —
ob dieser als ein mehr oder minder chronischer Bronchialkatarrh
nicht spezifischer Art, oder als eine tuberkulöse Erkrankung anzusehen sei, werden die Ansichten verschiedener Untersucher oft
recht auseinander gehen.

Wir sehen also, daß eine ganze Reihe der verschiedensten
Umstände für das Auseinandergehen der Ansichten auf diesem
Gebiete verantwortlich zu machen ist. Daraus erklärt sich, daß
über die Rolle, welche die Lungentuberkulose im Leben des Schulkindes spielt, noch so wenig Übereinstimmung herrscht.

Was die absolute Mortalität an Lungentuberkulose betrifft, so haben wir früher bei Besprechung der allgemeinen Tuber-
kulose-Sterblichkeit schon gesehen, daß diese im schulpflichtigen
Alter recht gering ist. Nach Hamel [2]) kommt in Deutschland
in den Altersklassen vom 1.—15. Jahre fast die Hälfte aller Todesfälle an Tuberkulose auf andere Organe (Hirnhaut, Drüsen, Knochen,
Gelenke usw.) als auf die Lunge. Heubner führte auf dem ersten
Internationalen Kongreß zur Bekämpfung der Tuberkulose an,
daß die Zahl der Todesfälle an Lungentuberkulose bei Kindern
im Alter von 3—15 Jahren 0,04—0,06 % betrage.

Nach Oppelt [3]), dessen Angaben ich früher schon erwähnt

---

[1]) Schulgesundheitspflege, ihre Organisation und Durchführung.
Leipzig 1912. S. 164.

[2]) Soziale Hygiene. 1913. Nr. 23. S. 427.

[3]) Zeitschrift f. Schulgesundheitspflege. 1913. Nr. 8.

habe, starben daran im Königreich Sachsen im Jahresdurchschnitt im Alter von 7—10 Jahren 78 Kinder, im Alter von 11—15 Jahren 111 Kinder. Oppelt weist dabei ebenfalls darauf hin, daß die Tuberkulose anderer Organe diejenige der Lungen in den Kinderjahren als Todesursache ganz erheblich übertrifft.

Da mir genaues Zahlenmaterial über die Mortalität im schulpflichtigen Alter im Deutschen Reich und in Preußen nicht zur Verfügung steht, sei hier wenigstens noch eine Tabelle mitgeteilt, welche in dem Bericht [1]) über die Tätigkeit der Stadtärzte in Brünn als Schulärzte für das Schuljahr 1910/11 und 1911/12 enthalten ist. In Brünn starben im Alter von 6—14 Jahren

| | An Tuberkulose | | | | | An akuten Infektionskrankheiten | An anderen Krankheiten | Im ganzen |
	der Lungen	der Hirnhäute	der Knochen	Skrofulose	insgesamt			
von 1891—1900	143	105	26	6	280	205	124	609
von 1900—1910	115	69	21	1	206	74	133	413
Summe . . .	258	174	47	7	486	279	257	1022

Das für uns interessanteste an der Tabelle ist die hohe Sterblichkeit an Tuberkulose im schulpflichtigen Alter (47,5 %/0 der Gesamtmortalität), die hier zutage tritt, und das starke Überwiegen der Todesfälle an Tuberkulose der Lungen über die anderen Formen der Tuberkulose. In der Zeit von 1900—1910 übertreffen die Todesfälle an Lungentuberkulose an Zahl auch die an akuten Infektionskrankheiten.

Um nun eine Übersicht über die Morbidität, die Häufigkeit der Lungentuberkulose bei den lebenden Kindern in den Jahren der Schulpflicht zu erhalten, habe ich eine Reihe von Zahlenangaben hierüber zusammengestellt, welche, soweit es nicht besonders angeführt ist, den Berichten der Schulärzte entstammen.

---

[1]) Zeitschrift f. Schulgesundheitspflege. 1913. Nr. 12. S. 872.

Paris 0,07 % (Grancher) [1].

Breslau (1911/12) 0,1% (0,07% der Knaben und 0,13% der Mädchen. In der Hilfsschule in Breslau 2,7%.

Zeitz 0,17%.

Griechenland [2] 0,35%; Prädisposition 7,9% (Lamprinopoulos).

Altona 0,35%.

Brigton 0,37% [1].

Augsburg 0,38%.

London 0,47% [3] (Squire and Gowdey).

England [4], bei lebenden Kindern von 9—12 Jahren 0,01% (Priestley).

Berlin (1910/11) 0,8% (0,7% der Knaben und 0,8% der Mädchen).

Kassel 1% manifeste und ca. 10% wahrscheinliche Tuberkulosefälle.

Düsseldorf 1,03% (anzunehmen).

Chemnitz (1911) im ganzen 1,36%. Bei den Lernanfängern hatten Lungentuberkulose oder waren darauf verdächtig 1,13% der Knaben und 0,89% der Mädchen.

Halle 1,16% (Peters) bis 2% (v. Drigalski).

Stockholm [5] 1,61% (Lundberg und Kjellin) (Knaben 1,72%, Mädchen 1,5%. Verdächtig waren 2,21% (Knaben 2,63%, Mädchen 1,8%). Hereditäre Belastung war bei 25% vorhanden.

Dortmund 2,4% Lungentuberkulose oder verdächtige Kinder.

Wiborg [6] 5% verdächtige Lungensymptome unter den Schulrekruten.

Wir sehen also, daß die Angaben über die Häufigkeit der Lungentuberkulose im schulpflichtigen Alter zwischen 0,07% und 5% schwanken. Auch abgesehen von der Zahl finden sich manche auffällige Unterschiede. Während nach den Befunden bei Obduktionen und nach den Angaben zahlreicher Untersucher die Tuberkulose bei den Mädchen überwiegt, zeigen die Berichte

---

[1] Zitiert nach Hillenberg - Zeitz: Zeitschrift f. Schulgesundheitspflege. 1910. Nr. 9. S. 611.

[2] Internat. Archiv f. Schulhygiene. 1910. Nr. 4. S. 517.

[3] Zeitschrift f. Schulgesundheitspflege. 1910. Nr. 3. S. 199.

[4] Internat. Archiv f. Schulhygiene. 1913. Nr. 2.

[5] Internat. Archiv f. Schulhygiene. 1911. Nr. 3. S. 500.

[6] Ebenda. 1910. Nr. 2. S. 372.

aus Chemnitz und aus Stockholm eine größere Beteiligung der Knaben. Allerdings beziehen sich die Chemnitzer Zahlen nur auf die Schulrekruten. Im Laufe der Schulzeit dürfte sich dort das Verhältnis wohl auch ändern. Im Breslauer Schularztbericht sind die Fälle als offene Tuberkulose bezeichnet. Wie ich durch Nachfrage festgestellt habe, ist damit jedoch manifeste Tuberkulose gemeint.

Um nicht Verwirrung in die Nomenklatur zu bringen, ist es unbedingt nötig, die offiziell anerkannten Bezeichnungen für die verschiedenen Formen der Tuberkulose festzuhalten. Nägeli[1]) unterscheidet eine aktive und eine inaktive, sowie eine klinisch manifeste und klinisch latente Tuberkulose. Die aktive Tuberkulose ist eine solche, bei welcher auf dem Sektionstisch Tuberkelbildung und Verkäsung nachweisbar ist; die inaktive dagegen eine solche, bei der keine Verkäsung, dagegen Narben und Schwielenbildung, sowie Verkalkung zu finden sind. Klinisch manifeste Tuberkulose ist eine solche, welche mit den gewöhnlichen klinischen Hilfsmitteln diagnostiziert werden kann; latente eine solche, die mit eben diesen Mitteln nicht diagnostizierbar ist. Soviel ich weiß, sind diese Begriffe und Bezeichnungen allgemein anerkannt. Sehr oft wird jedoch latente und inaktive Tuberkulose verwechselt. Ferner muß man unterscheiden zwischen geschlossener und offener Tuberkulose. Unter offener Tuberkulose sind nur solche Fälle zu verstehen, bei welchen der Nachweis von Bazillen erbracht ist.

Zur schnellen Verständigung über den Umfang der Erkrankung ist es weiter von Vorteil, sich der Turban-Gerhardtschen Stadien-Einteilung[2]) zu bedienen, welche offiziell anerkannt ist. Bei dieser werden die Veränderungen auf jeder Lunge zuerst einzeln bewertet in folgender Weise:

I. Leichte, auf kleine Bezirke eines Lappens beschränkte Erkrankung, die z. B. an den Lungenspitzen bei Doppelseitigkeit des Falles nicht über die Schulterblattgräte und das Schlüsselbein, bei Einseitigkeit vorn nicht über die zweite Rippe hinunterreichen darf.

---

[1]) cf. Hamburger: Die Häufigkeit der Tuberkulose im Kindesalter. (Wiener klin. Wochenschrift. 1909. Nr. 25.

[2]) Tuberkulosis. 1907. S. 555. Verfügung des Polizeipräsidenten von Berlin. 31. Jan. 1908.

II. Leichte, weiter als I, aber höchstens auf das Volumen eines Lappens, oder schwere, höchstens auf das Volumen eines halben Lappens ausgedehnte Erkrankung.

III. Alle über II hinausgehenden Erkrankungen und alle mit erheblicher Höhlenbildung. Die Klassifizierung des Gesamtfalles erfolgt entsprechend dem Stadium der stärker erkrankten Sorte, z. B. Rechts II, Links I, Gesamtstadium II.

Die offene Tuberkulose galt früher als außerordentlich selten bei Schulkindern. Es muß daher sehr auffallen, daß Herford[1] unter 206 Fällen von Lungentuberkulose bei Altonaer Schulkindern die Hälfte als offen bezeichnet. Daske[2] fand unter 33 260 Volksschulkindern in Düsseldorf trotz der Anwendung von Anreicherungsmethoden nur 1 mal Tuberkelbazillen im Auswurf von Schulkindern. In Dortmund wurden bei der Untersuchung von 27 842 Schulkindern von Steinhaus nur 2 mal Bazillen festgestellt. In Leipzig fand sich bei der Untersuchung der Turnklassen unter 1000 Kindern ein Fall von offener Tuberkulose. In Augsburg stellte Bachauer im Schuljahr 1911/12 unter 7086 Kindern zwei an offener Tuberkulose leidende fest, im Jahre 1912/13 drei.

Zum Teil mag die Seltenheit des Bazillenbefundes wohl darauf beruhen, daß Lungentuberkulosen in vorgeschrittenem Stadium bei Schulkindern überhaupt recht selten sind. Andererseits liegt aber die Schwierigkeit auch darin, daß Kinder den Auswurf nur selten herausbefördern, sondern meist herunterschlucken, und endlich mögen auch technische Schwierigkeiten bei der Untersuchung des Sputums hier mitspielen.

In neuerer Zeit ist es nun häufiger gelungen, Bazillen im Auswurf von Schulkindern nachzuweisen. Das ist wohl in der Hauptsache seit der Begründung von Fürsorgestellen für Lungenkranke und von bakteriologischen Untersuchungsstationen der Fall. So wurden in Chemnitz[3] bei 61 Kindern Bazillen im Auswurf gefunden, darunter bei drei Vorschulpflichtigen. Auch in den Heilstätten scheint man jetzt in einem größeren Prozentsatz bei Kindern

---

[1] Zitiert nach dem Referat von Dr. Wimmenauer, Mannheim. Der Schularzt. 1912. Nr. 12. S. 867.

[2] Zeitschrift für Schulgesundheitspflege. 1910. Nr. 3. S. 197.

[3] Oppelt: Der Ausschluß offentuberkulöser Kinder vom Schulbesuch. Zeitschrift f. Schulgesundheitspflege. 1913. Nr. 9. S. 584.

Bazillen gefunden zu haben, denn Oppelt [1]) berichtet, daß solche in der Volksheilstätte Carolagrün bei 19% der Kinder überhaupt und bei 36% der Auswurf produzierenden Kinder nachgewiesen wurden.

Wir wenden uns jetzt zur Besprechung der Manifestation und der Diagnose der Lungentuberkulose im schulpflichtigen Alter.

Heubner sagt darüber: „Im späteren Kindesalter, etwa vom schulpflichtigen Alter an, besonders aber gegen die Pubertät hin, verläuft die Lungentuberkulose in der nämlichen Weise wie beim Erwachsenen mit den, öfters langdauernden, vieldeutigen Symptomen allgemeiner Schwäche, mancherlei dyspeptischen Erscheinungen, Gewichtsstillstand, Blässe, großer Pulsbeweglichkeit beginnend, noch ehe irgendwelche Zeichen seitens der Respirationsorgane sich bemerklich machen. Dann kommt der Husten, Bruststiche und die Zeichen der beginnenden Lungenspitzenerkrankung. Die Symptome der Phthisis incipiens gelten für das Kind nach der zweiten Dentition ebenso, wie für die Erwachsenen. Grancher sagt, daß man die erste Etappe der Erkrankung daran zu erkennen vermag, daß das Inspirium bei der vergleichenden Auskultation beider Thoraxhälften über der einen Lungenspitze einen anderen Charakter hat, als über der anderen; manchmal sei es schärfer und tiefer, besonders oft aber leiser auf der kranken, als auf der gesunden Seite. Besonders kommt die subklavikulare, aber auch die supraklavikulare Partie des oberen Thorax in Betracht. Wenn bei dem Vorhandensein allgemeiner Symptome, z. B. Blässe, Dyspepsie, leichter Abgeschlagenheit, geringer Febrizitationen diese Differenz des Inspiriums bei wiederholten Untersuchungen dauernd wahrnehmbar sei, so könne dieses als sicheres Zeichen der allerersten Anfänge von Tuberkeleruptionen in der betroffenen Lunge angesehen werden, lange bevor verlängertes Exspirium, lautes Inspirium, sakkadiertes Atmen usw. oder sogar bazillenhaltiges Sputum erscheinen. Voraussetzung für die Aufnahme dieses Phänomens ist gleichförmiges Atmen, eine bei Kindern oft nicht zu erzielende Anforderung.“ Wir sehen also, daß es zuerst die allgemeinen Symptome sind, welche den Verdacht auf das Bestehen einer Lungentuberkulose hinlenken. Daß sie sehr vieldeutig sind,

---

[1]) Ebenda. 1913. Nr. 8. S. 523.

erwähnt schon **Heubner**. Auch v. **Drigalski** bezeichnet als ein wichtiges Symptom den Zustand einer gewissen Schwäche, Hinfälligkeit und Blutarmut, namentlich wenn diese durch die üblichen Maßnahmen (kräftige Diät, Schonung, Bewegung im Freien) nicht beeinflußt wird.

Steinhaus[1]), dem später auch **Wimmenauer**[2]) beistimmt, ist ebenfalls der Ansicht, daß der Eintritt der tuberkulösen Infektion, bzw. das plötzliche Aktivwerden eines vorher latenten Prozesses sich folgendermaßen offenbare: das vorher anscheinend gesunde Kind geht körperlich zurück, verliert den Appetit, magert ab, wird müde und hinfällig, fängt an zu hüsteln, klagt über Atembeschwerden und stechende Schmerzen auf der Brust und fiebert.

Ferner sind chronische Katarrhe oder die Neigung zu Rezidiven als verdächtige Zeichen anzusehen.

Auch Deformationen des Thorax, die wir später noch eingehender besprechen werden, sowie Erweiterung der Brust- und Temporalvenen auf einer Seite, verursacht durch Kompression der V. azygos, sind zu beachten und können als Hilfsmitttel für die Diagnose herangezogen werden.

Über die allgemeinen und spezifischen Krankheitssymptome der initialen Lungentuberkulose hat **Steinhaus** sorgfältige Aufzeichnungen gemacht anläßlich seiner Untersuchungen, welche er im Schuljahr 1906/07 an den Volksschulen in Dortmund vorgenommen hat. Von den 27 842 Schulkindern wurden diejenigen notiert, welche durch starke Blutarmut auffielen, oder welche nach den Erfahrungen der Lehrer mit Tuberkulose belastet waren. Auf diese Weise wurden 1611 Kinder ausgelesen und später genauer untersucht. Von diesen Schülern und Schülerinnen wurden folgende Krankheitserscheinungen angegeben: Husten von 69,9 %, Auswurf von 29,3 %, Hämoptoe von 12,1 %, Nachtschweiße von 37,8 %. Außerdem wurden noch Durchfälle und Anorexie häufig erwähnt, und Abmagerung und Tachykardie sehr oft beobachtet. **Husten und Nachtschweiße** herrschten im Krankheitsbilde vor.

Diese Zahlenangaben erscheinen auffällig hoch; ebenso lassen auch die übrigen Beobachtungen von **Steinhaus**, auf die wir

---

[1]) Zentralblatt f. allgem. Gesundheitspflege. 1910.
[2]) Zeitschrift f. Schulgesundheitspflege. 1912. S. 252.

später noch mehrfach zurückkommen müssen, die gesundheitlichen Verhältnisse in Dortmund als besonders ungünstig erscheinen.

Bei der Deutung und diagnostischen Verwertung dieser Krankheitssymptome ist, wie schon erwähnt, große Vorsicht nötig. Blutarmut wird sicher häufiger durch schlechte Wohnungsverhältnisse, ungünstige Schlafgelegenheit, ungenügende oder falsche Ernährung und andere Schädigungen, welche die schlechte soziale Lage der Eltern mit sich bringt, verursacht werden, als durch Tuberkulose oder durch eine andere Krankheit. Nachtschweiße werden, wie ich aus meinen Erfahrungen in der Lungenfürsorgestelle weiß, sehr häufig angeführt. Wenn man nun weiter nachforscht, erfährt man fast immer, daß die Kinder unter Federbetten schlafen. Daß dabei auch gesunde Kinder, namentlich in den meist schlecht gelüfteten Schlafräumen schwitzen, ist erklärlich; dazu kommt noch, daß ein großer Teil dieser Kinder auch Zeichen von Rachitis aufweist, einer Krankheit, die bekanntlich sehr zu starker Schweißsekretion disponiert. Die Mütter heben dieses Symptom oft sehr hervor, vermutlich, weil sie gehört haben, daß Nachtschweiße bei Schwindsüchtigen sehr häufig sind, und werden infolgedessen dadurch oft sehr beunruhigt. Da Nachtschweiße im allgemeinen erst bei den weiter vorgeschrittenen Fällen von Lungenphthise zur Beobachtung kommen, so werden wir diese Angaben bei der Beurteilung der initialen Fälle wohl kaum verwerten können. Husten ist bei den Nasen- und Rachenkatarrhen der Kinder, namentlich bei denen, welche an adenoiden Vegetationen leiden, ein so häufiges Symptom, daß wir daraus auch keine schwerwiegenden Schlüsse ziehen können. Ernster würde schon die Angabe aufzufassen sein, daß Bluthusten vorhanden gewesen sei. Diese Angabe wird dem Schularzt in der Tat gar nicht so ganz selten gemacht, jedoch fast ausschließlich von Mädchen. Hysterische Übertreibungen spielen hier sehr häufig mit; jedoch ist auch zu bedenken, daß bei starkem, durch Rachenkatarrh bedingten Hustenreiz leicht kleine Blutpartikelchen im Auswurf erscheinen können, ebenso wie nach Nasenbluten. Die Kinder vergessen dann oft, daß sie Nasenbluten gehabt haben und weisen dann die am nächsten Tage oder auch noch später entleerten, rötlich gefärbten Schleimstücke den Eltern vor, woraus ängstliche Mütter dann oft ein Blutspucken oder gar einen Bluthusten konstruieren. Wirkliches Hämoptoe ist meines Wissens in den Anfangsstadien der kindlichen Tuberkulose äußerst selten.

Außerdem braucht man, wie Kraus betont, nicht jeden Bluthusten auf eine Lungentuberkulose zurückzuführen, da auch zahlreiche andere Prozesse zu Hämoptoe Veranlassung geben, wie z. B. Traumen, Einatmung scharfer Gase, Aspiration von Fremdkörpern, Hämophilie und hämorrhagische Diathesen. Auch kleine, sonst schwer zu erkennende Bronchiektasien sind hier anzuführen, sowie die im Gefolge von Herzleiden auftretenden Blutungen. Hysterisches Blutspucken kommt unzweifelhaft bisweilen aus den Lungen zustande.

Auf die Angaben der Kinder, namentlich wenn sie noch dazu von den Lehrern erhoben werden, kann man in solchen Fällen nur sehr wenig geben. Appetitlosigkeit, Durchfälle, Stiche in Brust und Leib, sowie Pulsbeschleunigung und manchmal auch Atemnot findet man so häufig bei nervösen und auch bei falsch genährten Kindern, daß diese Erscheinungen nur von größerem diagnostischen Wert erscheinen, wenn sie bei vorher gesunden Kindern auftreten, und wenn sie im Einzelfall genauer erforscht und analysiert werden. Aus allem diesem ergibt sich, daß man, wenn man Anamnese und klinischen Befund irgendwie verwerten will, die Untersuchung namentlich jüngerer Kinder, nur im Beisein der Eltern vornehmen sollte. Auch wenn man aus den gefundenen Veränderungen irgendwelche Schlüsse ziehen will, sind nähere Erhebungen über die Familienverhältnisse, die erbliche Belastung usw. kaum zu entbehren. Ferner ist zu betonen, daß eine einmalige Untersuchung eines Kindes nur sehr selten ein einigermaßen sicheres Urteil über den Lungenbefund gestatten wird. Mehrmalige in nicht allzu großen Zwischenpausen wiederholte Untersuchungen sind hierzu durchaus erforderlich.

Der Perkussion ist zum Nachweis initialer Lungensymptome kaum zu benutzen. Denn erstens geben die so sehr häufigen Asymmetrien im Bau des kindlichen Körpers leicht zu Schalldifferenzen Veranlassung und zweitens sind die Krankheitsherde, welche hier in Betracht kommen, so klein, daß sie sich dem perkutorischen Nachweis entziehen. Wir sind daher in der Hauptsache auf die Ergebnisse der Auskultation angewiesen.

Erwähnt sei hier nur noch, daß eine leichte Dämpfung über der rechten Lungenspitze, meist verbunden mit verlängertem Exspirium und rauhem Inspirium nicht als ein Zeichen für eine beginnende Tuberkulose gedeutet werden darf. Denn hier kann es sich um eine sogenannte falsche Dämpfung handeln, welche nach Krönig auf einer Kollapsinduration infolge behinderter Nasenatmung beruht, während Bing sie auf eine Anschwellung der Bronchialdrüsen zurückführt. Auch Bäumler warnt davor diese Dämpfung zur Diagnose zu verwerten.

Nach Gerhartz[1]) beruhen die Veränderungen des Auskultationsbefundes bei der initialen Lungentuberkulose auf pathologischen, mit Exsudation einhergehenden Veränderungen, beziehungsweise auf Zerstörung von Bronchiolen und Alveolen. Durch diese Prozesse wird sowohl Anlaß zu katarrhalischen Geräuschen gegeben, wie dem eindringenden Atmungsluftstrom ein Hindernis gesetzt.

Die Verdichtungssymptome bestehen in einer dauerhaften Verlängerung, Verschärfung, Rauhigkeit oder Abschwächung des Vesikuläratmens, wobei der gleichmäßige schlürfende Charakter des normalen Respirationsgeräusches verloren geht. Zunächst wird in der Regel das Inspirium abgeschwächt und unrein, das Exspirium aber nur wenig verändert. In einem weiteren Stadium ändert sich auch das Exspirium. Es wird verlängert und seine Intensität nimmt zu; ferner ändert sich die Tonhöhe. In einem fortgeschnittenerem Zustand überwiegt das Bronchialatmen.

Für die klinische Verwertbarkeit der Abnormitäten der Atmungsgeräusche ist es sehr nachteilig, daß ein Teil von ihnen, besonders bei Frauen und schwächlichen Männern — also auch wohl bei Kindern, von denen Gerhartz nicht spricht — auch über normalen Lungen gehört werden kann, und daß ungefähr erst jeder zweite Gesunde beiderseits gleich intensives Atmungsgeräusch aufweist. Schon für gewöhnlich wird rechts oben vorn und hinten oben — namentlich bei intensiver Atmung — das Exspirium schärfer gehört. Bei noch stärkerer Atmung wird dann oben beiderseits verlängertes Exspirium gehört. Ein brauchbares Zeichen ist die Verschärfung und Verlängerung des Exspiriums also nur dann, wenn sie über der gedämpften linken Spitze bei leiser Atmung gefunden wird, oder wenn solches Atmen überhaupt nur über einer kleinen umschriebenen Stelle diesen Charakter angenommen hat. Hierbei sei erwähnt, daß auch

---

[1]) Taschenbuch der Diagnostik und Therapie der Lungentuberkulose. 1913.

über vernarbten Partien verschärftes Inspirium und verschärftes, und verlängertes Exspirium gehört wird. Besonders wert zu wissen ist aber, daß, wenn man über die Lungenspitzen nach oben hinausgeht, Trachealatmen hörbar wird, das dicht an der Grenze des Auskultationsgebietes unter Umständen als scharfes Exspirium hörbar werden kann, und daß auch im Interskapularraum normalerweise Bronchialatmen vorkommen kann.

Wir sehen also, daß zur Feststellung dieser feinen Unterschiede im Charakter des Atmungsgeräusches eine sehr sorgfältige und genaue Untersuchung und ein sehr geübtes und geschultes Ohr nötig sind.

Von den katarrhalischen Erscheinungen sind nach Gerhartz das feinblasige, trockene, nach tiefem Atmen verschwindende Rasseln, Reiben und Knacken über den Spitzen für die initiale Tuberkulose charakteristisch. Auch der krepitierende Charakter der Respirationsgeräusche ist an kleine, Sekret beherbergende Räume gebunden. Er findet sich deshalb ebenfalls im Anfange der Erkrankung und namentlich auch bei frischer Dissemination. Pfeifende, giemende, brummende Geräusche sind, da sie ihren Ursprung in den größeren Bronchien nehmen, Zeichen einer Bronchitis oder Tracheitis. Großblasige, klingende oder knatternde und knackende Geräusche sprechen schon für kleine Kavernen.

Die diagnostische Abgrenzung hartnäckiger Katarrhe der Trachea, chronischer Bronchitis und bronchopneumonischer Herde von der katarrhalischen Lungentuberkulose ist oft unmöglich, wenn kein Auswurf vorhanden ist.

Bei der beginnenden Spitzentuberkulose ist es zweckmäßig, zwei Formen zu unterscheiden, eine trockene und eine katarrhalische. Der Tuberculosis sicca liegen fibröse Knötchen, eventuell sekundäre Pleuraverwachsungen zugrunde. Klinisch wird Dämpfung, verschärftes, rauhes, bei Atelektase abgeschwächtes Atmen, später verschärftes und verlängertes Exspirium gefunden. Oft werden Reibegeräusche gehört. Rasseln und Krepitation sind selten. Diese Spitzentuberkuloseform hat eine gute Heilungstendenz. Sie ist oft eine stationäre Form (abortive Tuberkulose).

Bei der katarrhalischen Spitzentuberkulose befinden sich exsudativ-käsige Herde in den Spitzen. Krepitation ist häufig. Zu den oben erwähnten Symptomen gesellen sich noch bronchiales Exspirium und kleinblasiges Rasseln, da statt Bindegewebe Käse gebildet wird. Die wichtigsten Fälle dieser Gruppe sind die frischen Prozesse von progressivem Charakter und schneller Ausbildung von kleinen Kavernen.

Gerhartz macht ferner noch darauf aufmerksam, daß sich die Muskulatur über erkrankten Lungenpartien oft dicker und gespannter anfühlt, als über gesunden Lungenteilen, infolge von Muskelspasmus. Manchmal ist auch Druckschmerz vorhanden, welcher auf eine Pleuritis apicum über den erkrankten Teilen der Lungenspitze zurückzuführen ist.

Während die Feststellung einer initialen Lungentuberkulose beim Schulkinde also große Schwierigkeiten macht, treten die Symptome, je weiter die Krankheit fortschreitet, desto deutlicher hervor und führen schließlich zu denselben Erscheinungen der Phthise, wie beim Erwachsenen. Fortgeschrittene Fälle von Lungentuberkulose kommen in der Schule schon deshalb nicht zur Beobachtung, weil solche Kinder mit dem Auftreten des Fiebers und dem fortschreitendem Verfall der Körperkraft meist unfähig zum Schulbesuch werden.

Infiltrate von größerer Ausdehnung, besonders bei jüngeren Kindern, sind, wie Hamburger anführt, meist nicht tuberkulöser Natur, vielmehr handelt es sich fast immer um chronische Pneumonien, die im Laufe der Zeit völlig verschwinden können.

Daß man eine Anschwellung der Lymphdrüsen nicht zur Diagnose einer Lungentuberkulose heranziehen darf, ist früher schon ausgeführt worden.

Ich muß hier noch auf den Aufsatz von Steinhaus-Dortmund, den ich vorhin schon erwähnte, eingehen, weil dieses, so weit mir bekannt ist, die einzige in den letzten Jahren in der schulärztlichen Literatur erschienene Arbeit ist, welche die Frage der Häufigkeit der Tuberkulose im schulpflichtigen Alter nur nach den Ergebnissen des klinischen Befundes zu klären sucht. Die übrigen, recht zahlreichen Arbeiten stützen sich hauptsächlich auf die Resultate der Pirquet-Impfung, wodurch eine große Verwirrung in die ganze Frage hineingebracht worden ist.

Steinhaus hat bei seinen Untersuchungen das Bestehen einer spezifischen Lungenerkrankung angenommen, wenn: 1. Die charakteristischen, allgemein anerkannten physikalischen Veränderungen nachweisbar waren. 2. Die vorhin erwähnten Allgemeinerscheinungen vorhanden waren, und 3. die Kinder tuberkulösen Familien entstammten.

Nach diesen Grundsätzen ermittelte er unter den 27 842 Schulkindern in Dortmund 689 lungentuberkulöse oder lungentuberkulösverdächtige Kinder, 85 Kinder mit anderen Formen der Tuberkulose und 837 skrofulöse Kinder, im ganzen 1611 Erkrankungen. Hieraus zieht er, wie schon erwähnt, den Schluß, daß die tuberkulösen Erkrankungen unter den Schulkindern über 50% der Gesamterkrankungen ausmachen, wodurch bewiesen wird, daß die Tuberkulose die dominierende Erkrankung im schulpflichtigen Alter sei. Er stellt ferner fest, daß das weibliche Geschlecht bis zum Pubertätsalter und wohl darüber hinaus viel häufiger an Tuberkulose erkrankt, als das männliche, daß die manifeste tuberkulöse Infektion mit zunehmendem Alter absolut steigt, und daß die Infektion des Kindes in der Wohnung erfolgen muß. Die gefundenen Zahlen bezeichnet er als Minimalzahlen und erklärt die in den meisten schulärztlichen Berichten niedergelegten niedrigeren Zahlen dadurch, daß sich die zahlreichen Fälle des ersten Stadiums der Lungentuberkulose der Untersuchung entzogen haben. Von einzelnen physikalisch nachweisbaren Krankheitssymptomen fand Steinhaus bei diesen 689 Kindern folgende: Broncho-vesikuläres oder vesiko-bronchiales Atmen 325, Giemen 108, trockene und feuchte Rasselgeräusche 153, bronchiales Atmen 56, abgeschwächtes Atmen 29, amphorisches Atmen 1, Kavernen-Symptomen 15, mittlere Dämpfung 74, starke Dämpfung 543, sehr starke Dämpfung 54, Anämie 443, Pleuritis 58. Nach ihrer Schwere waren zum ersten Stadium der Lungentuberkulose zu rechnen $75,4\%$, zum zweiten 12%, zum dritten $11,7\%$; als Peribronchitis werden $0,9\%$ bezeichnet.

Diese Zahlen widersprechen allen bisher bekannten Feststellungen, sowohl durch ihre Häufung, als auch besonders durch den Nachweis von so zahlreichen Fällen des zweiten und dritten Stadiums der Lungentuberkulose. Ich muß gestehen, daß ich in meiner 13jährigen Tätigkeit als Schularzt und obwohl ich seit einer Reihe von Jahren sämtliche Kinder der mir zugewiesenen Schulen alljährlich untersuche, nicht annähernd soviele Fälle von Lungentuberkulose gesehen habe, wie sie Steinhaus in einem Jahr in Dortmund festgestellt hat. Schulkinder mit Kavernen-Symptomen, mit „starker" und „sehr starker Dämpfung" habe ich als Schularzt nie gesehen und auch in meiner Tätigkeit in der städtischen Lungenfürsorgestelle, wo doch eine Häufung des tuberkulösen Materials stattfindet, nur in ganz vereinzelten Exemplaren beobachtet.

Auch Wimmenauer führt unter dem Auskultationsbefund, den er bei seinen Pirquetimpfungen am Tage der Impfung erhob, entweder nur mehr oder weniger unreines und abgeschwächtes Atmungsgeräusch oder verschärftes und verlängertes Exspirium mit oder ohne katarrhalische Geräusche auf. Die letzteren präsentierten sich meist als leises, ganz feines Knisterrasseln auf der Höhe des Inspiriums oder im Verlaufe oder am Ende des Exspiriums. Nur in vereinzelten Fällen klang das Atmungsgeräusch mehr oder weniger bronchial oder war ganz aufgehoben. Deutliche Schallabschwächung wurde bei den 116 Fällen nur dreimal gefunden. Die auskultatorischen Erscheinungen betrafen 11 mal beide Lungenspitzen, 12 mal nur die linke und 93 mal die rechte Spitze. Wimmenauer weist selbst darauf hin, daß Veränderungen der rechten Lungenspitze nur mit großer Vorsicht aufzunehmen seien.

Aus meinen eigenen Aufzeichnungen ergibt sich, wie ich im Anfange dieser Arbeit erwähnt habe, daß ich bei 0,73 % der von mir untersuchten älteren Schulkinder — die Schulrekruten sind bei dieser Berechnung außer Betracht gelassen — den Verdacht hegte, daß eine beginnende spezifische Lungenerkrankung vorlag. Dieser Verdacht wurde allerdings nur auf Grund der physikalischen Symptome, nicht auf Grund der Allgemeinerscheinungen und der hereditären Belastung gefaßt und wurde — wie ich gleich hinzufügen will — in einem beträchtlichen Teil der Fälle durch die genauere Untersuchung in der Lungenfürsorgestelle nicht bestätigt. Ich bin mir durchaus bewußt, daß die von mir gefundenen Zahlen zu niedrig sind, wie sich ja aus meinen früheren Ausführungen über die Schwierigkeit der Diagnosenstellung ergibt. Außerdem würde es ja erklärlich sein, wenn bei den im Rahmen der allgemeinen Kontroll-Untersuchungen erhobenen Feststellungen sich vielleicht niedrigere Zahlen ergeben, als bei ad hoc angestellten Untersuchungen, wie sie Steinhaus angestellt hat. Dabei ist jedoch zu berücksichtigen, daß ich sämtliche Kinder untersucht habe,

---

[1]) Über Tuberkulinimpfungen nach v. Pirquet bei Schulkindern. Zeitschrift für Schulgesundheitspflege. 1912. S. 254.

während Steinhaus ein schon verdächtiges, ausgewähltes Material vor sich hatte.

Ich halte daher die von Steinhaus angeführten Zahlen für viel zu hoch, und bin der Meinung, daß er manche Erscheinungen als spezifische gedeutet hat, welche es nicht sind.

Ich finde bei jeder Kontroll-Untersuchung, namentlich der im Herbst vorgenommenen, zahlreiche leichte Bronchitiden, welche durch die sogenannten Erkältungskrankheiten verursacht sind. Häufig sind es diffuse, über die ganze Lunge verbreitete Katarrhe, sehr oft sind es aber auch nur die Reste eines solchen abgelaufenen Katarrhes, welche sich sehr häufig gerade in den Lungenspitzen am längsten halten. In mehr oder minder kurzer Zeit sind sie verschwunden, wenigstens kann ich meist bei der ein Jahr später vorgenommenen Untersuchung konstatieren, daß kein Befund mehr vorhanden ist. Nur bei einer kleinen Anzahl von Kindern findet man auf dem Gesundheitsschein in jedem Jahre wieder die Notiz, daß die eine oder die andere Lungenspitze verdächtig erscheine. Das sind die Kinder, bei welchen mir der Verdacht einer tuberkulösen Erkrankung gerechtfertigt erscheint. Durchaus nicht alle diese Kinder weisen Allgemeinerscheinungen auf, gar nicht so selten sind sie blühend und gut genährt und haben keinerlei Beschwerden.

Daß mehr oder minder chronische Bronchialkatarrhe häufig mit Unrecht für spezifische gehalten werden, habe ich schon mehrfach erwähnt. Ich habe solche Fälle in der Lungenfürsorgestelle des öfteren gesehen. Man findet, wenn die Kinder im Anfang der Erkrankung zur Untersuchung kommen, einen diffusen, oft in akuter Weise aufgetretenen, mit Fieber usw. einhergehenden Luftröhrenkatarrh. Durch einfache Bettruhe kommen diese Krankheitserscheinungen dann oft bald so weit zum Schwinden, daß die Angehörigen das Kind als geheilt betrachten. Bei der nächsten Untersuchung findet man jedoch noch kleine Reste des Katarrhes und diese können dann noch mehrere Monate hindurch nachweisbar bleiben, um dann gänzlich zu schwinden und nicht wiederzukehren. Es liegt kein Grund vor, diese Katarrhe als tuberkulöse anzusehen. Manchmal mögen ja auch zentrale pneumonische Prozesse mitspielen, wie sie Hamburger im Auge hat, dessen Äußerungen ich vorhin anführte. Wenn man diesen Krankheitsprozeß von Anfang an vor Augen hat und genau verfolgen kann, macht die

Deutung keine Schwierigkeiten. Etwas anderes aber ist es, wenn das Kind zur Untersuchung kommt, nachdem die Krankheit schon längere Zeit bestanden und ihren Höhepunkt schon lange überschritten hat. Die Auskunft, welche die Mütter über die Entstehung und die Dauer des Leidens geben, ist häufig sehr lückenhaft. Oft sind die Anfänge solcher Katarrhe ganz übersehen worden. In diesem Stadium findet man dann oft nur die Reste der überstandenen Bronchitis, die sich oft nur als geringe katarrhalische Erscheinungen in den Lungenspitzen manifestieren, oder zu geringen Veränderungen des Atmungsgeräusches führen. In diesen Fällen kann man sehr im Zweifel sein, ob ein tuberkulöser Prozeß vorliegt, oder nicht, namentlich da die letzten Spuren des Katarrhes, wie erwähnt, oft sehr hartnäckig sind, und sich manchmal noch nach 2—3 Monaten nachweisen lassen. Sehr oft stellt sich dann später heraus, daß nur ein einfacher, subchronisch verlaufender Katarrh, keine spezifische Erkrankung vorlag. Diese Feststellung läßt sich in der Lungenfürsorgestelle mit ziemlicher Sicherheit machen, wo die Kinder oft Jahre lang in der Beobachtung bleiben. Zu solchen Feststellungen ist aber auch eine häufig wiederholte Untersuchung und eine längere Beobachtungszeit erforderlich.

Den diagnostischen Wert des Röntgenbildes haben wir schon bei der Besprechung der Bronchialdrüsentuberkulose besprochen. Bei der Lungentuberkulose liegen die Verhältnisse noch etwas ungünstiger, denn das Röntgenbild kann leichter massige Drüsenschwellungen, als feine Veränderungen im Lungengewebe zum Ausdruck bringen. Gerhartz schätzt das Röntgenverfahren sehr hoch ein, indem er es für unseren sonstigen klinischen Methoden mindestens gleichwertig erklärt und das Urteil von Goldscheider dafür anführt, daß es oft selbst der leisesten Perkussion überlegen sei. Er weist jedoch besonders darauf hin, daß man sich davor hüten müsse, Hilusverdunkelungen bei akuten Prozessen für Bronchialdrüsentuberkulose anzusehen. Zur Röntgenuntersuchung einer Bronchialtuberkulose gehören unbedingt eine mehrmalige Untersuchung, da die nichttuberkulöse Hilusschattenverstärkung häufiger ist.

Hamburger weist darauf hin, daß man sich in der Röntgendiagnostik nur auf ganz unzweideutige Schatten verlassen darf, nicht auf den sogenannten „verstärkten Hilusschatten", den Röntgenologen oft als ein Infiltrat ansehen.

Steinhaus berichtet zum Beweis dafür, daß die Röntgenuntersuchung sogar bei manifester Tuberkulose im Stiche läßt, von einem Knaben mit Bazillenbefund, bei dem eine zweimalige Röntgen-Aufnahme ein negatives Resultat ergab.

Schließlich kommt es auch noch darauf an, daß die Bilder technisch einwandsfrei sind, denn unklare Bilder können zu vielen Fehlerquellen führen.

Die Tuberkulinreaktion hat für die Diagnose einer initialen Lungentuberkulose noch weniger Wert als bei der Feststellung einer Bronchialdrüsentuberkulose, denn sie gibt uns keinen Hinweis auf den Sitz der Infektion und auf den Ort des tuberkulösen Herdes. Im Einzelfall mag man sie ja, wenn man von ihr Aufklärung erwartet, in Verbindung mit den anderen Untersuchungsmethoden zur Sicherung der Diagnose verwerten, für Massenuntersuchungen eignet sie sich jedoch nicht. Vor allem möchte ich in Übereinstimmung mit Rothfeld [1]) vor ihrer Anwendung durch die Schulärzte zur Untersuchung ganzer Klassen, wie es von vielen Seiten empfohlen ist, warnen. Denn wir erfahren durch den Ausfall der Reaktion, wie früher auseinandergesetzt ist, nichts Neues. Außerdem erscheint der Wert einer einmaligen Pirquet- Impfung höchst zweifelhaft. Die zuverlässigere Kutanimpfung stellt jedoch einen so schweren Eingriff dar, der bei mangelnder Vorsicht zu Schädigungen führen kann, daß sie sich zu Massenuntersuchungen nicht eignet, sondern den Fürsorgestellen, Krankenhäusern und der hausärztlichen Praxis überlassen werden muß.

Wie wir gesehen haben, zeigt also ein gewisser Prozentsatz der Schulkinder klinisch nachweisbare Symptome einer tuberkulösen Lungenerkrankung, nach den Beobachtungen der meisten Untersucher aber nur die Anzeichen einer leichten Erkrankung. Die meisten dieser Fälle kommen, wenn dieser Ausdruck hier erlaubt ist, zur Heilung, d. h. sie werden nach einiger Zeit wieder latent und machen, wenigstens während der schulpflichtigen Zeit, keine Erscheinungen mehr. Auf die Möglichkeit, daß die Krankheit später nach der Pubertätszeit wieder manifest wird, ist ja früher hingewiesen worden.

Einzelne Fälle nehmen jedoch auch einen schweren Verlauf und führen in kürzerer oder längerer Zeit zum Tode. Und zwar

---

[1]) Zeitschrift für Schulgesundheitspflege. 1912. S. 319.

wissen wir jetzt, daß auch schon bei Kindern jenseits des 10. Lebensjahres die Phthisis in derselben Form auftreten kann, wie wir sie bei Erwachsenen kennen.

Jedoch scheinen namentlich die Fälle von offener Tuberkulose bei Kindern viel schneller fortzuschreiten als bei Erwachsenen und in verhältnismäßig kurzer Zeit zu einem letalen Ausgang zu führen. Hahn[1]) hat aus dem Material der Kinderheilstätten vom Roten Kreuz in Hohenlychen festgestellt, daß der weitaus größte Prozentsatz solcher Kinder schon im ersten und zweiten Jahre nach der Kur stirbt. Für die Patienten, welche während der Kur ihre Bazillen verlieren, ist die Prognose eine bedeutend bessere, als für diejenigen, welche sie behalten.

Die Frage, warum ein Teil der Kinder, welche aus tuberkulösen Familien stammen, gesund bleibt und warum die Krankheit bei einem Teil der wirklich erkrankten Kinder so leicht, bei einem anderen Teil so deletär verläuft, ist noch eine offene.

Peters[2]) hat festgestellt, daß unter den Volksschulkindern in Halle ca. 9% ($8,9\%$) erblich mit Tuberkulose belastet waren. Er führt jedoch an, daß diese Belastung sich im schulpflichtigen Alter noch verhältnismäßig wenig durch eine Beeinflussung des allgemeinen Körperzustandes bemerkbar machte. Es gibt unter ihnen eine große Anzahl blühend und kräftig aussehender Kinder. $31,6\%$ von ihnen hatten die Gesundheitsnote I = sehr gut, $61,8\%$ II = normal; die Note III = schlecht wiesen nur $6,6\%$ auf. (Für die Gesamtzahl der in demselben Jahre Untersuchten betrugen diese Noten I = $38,0\%$, II = $58,1\%$, III = $3,8\%$.) Die Unterschiede sind also nicht sehr groß, und fallen eigentlich nur bei der Note „schlecht" mehr in die Augen. Auch Wimmenauer weist daraufhin, daß ein großer Teil der aus tuberkulösen Familien stammenden Kinder im schulpflichtigen Alter von der Infektion verschont bleibt.

Für unsere Frage interessant sind auch die Feststellungen von de la Camp. Dieser fand unter 1043 Kindern, welche aus 750 tuberkulösen Familien stammten 63% skrofulöse, 19%

---

[1]) Inaugural-Dissertation. Berlin 1911. Zitiert i. d. Soz. Reform. 1911. Nr. 23.

[2]) Die Einrichtungen für städtische Gesundheitspflege in Halle a. S. im Jahre 1912/13. S. 47.

lungenkranke und 18% gesunde. Der Prozentsatz der an Lungentuberkulose erkrankten und der gesund gebliebenen Kinder ist
also fast gleich.

Orth [1]), dessen Anschauungen ich bei der Besprechung
der Tuberkulose im allgemeinen schon berichtet habe, sucht ebenfalls die Frage zu beantworten, warum nicht jede Infektion mit
Tuberkelbazillen auch eine tuberkulöse Erkrankung hervorbringe.
Er meint, daß wir ohne die Annahme einer örtlichen Disposition
bei der Phthisiogenese überhaupt nicht auskommen. Nicht eine
allgemeine Immunisierung, sondern nur örtliche Umstände,
die Beschaffenheit der örtlichen Disposition kann hier
eine befriedigende Antwort geben. Nicht eine erworbene oder
ererbte Immunität spielt hier eine Rolle, sondern eine vorhandene
oder nicht vorhandene örtliche Disposition. Die Lokalisation
der tuberkulösen Prozesse ist von örtlichen, nicht von allgemeinen
Bedingungen abhängig und eine größere Wichtigkeit als die erworbene Immunität hat die Konstitution der Körperteile. Ob der
Krankheitsprozeß ununterbrochen weiterschreitet oder zum Stillstand kommt, dafür kann man nur in einem Wechsel der örtlichen
Disposition die Erklärung finden. In bezug auf die Entwicklung
der Lungenschwindsucht weist Orth darauf hin, daß dieses Leiden
nicht das Resultat einer einzigen Infektion oder Reinfektion ist,
sondern daß die Lungenschwindsucht ein Prozeß ist, der fortschreitet, und zwar häufig in ganz ungleichmäßiger Weise, bald
langsamer, bald schneller, bei dem also immer wieder neue Reinfektionen auftreten, von denen man keineswegs annehmen darf, daß
es sich stets um neue massige Infektionen handelt, bei denen man
im Gegenteil anzunehmen gezwungen ist, daß nur eine geringfügige,
sei es endogene, sei es exogene Infektion dem Fortschreiten der
tuberkulösen Prozesse zugrunde liegt, und doch entstehen immer
neue tuberkulöse Herde auch ohne massige Reinfektion, obwohl
man doch annehmen müßte, daß die schon vor der Entstehung
der Schwindsucht vorhanden gewesene Immunität durch die
schwindsüchtige Erkrankung sich noch weiter verstärkt habe.
Hierfür kann eine allgemeine Immunisierung keine Erklärung geben.

Seine Ansicht über die Phthisiogenese beim erwachsenen
Menschen faßt Orth in einige Leitsätze zusammen, welche auch

---

[1]) Drei Vorträge über Tuberkulose. Berlin 1913.

geeignet erscheinen, in der uns hier beschäftigenden Frage der Phthisis im Kindesalter, Aufklärung zu bringen. Ich gebe sie daher hier im Wortlaut wieder:

1. Die Lungenschwindsucht kann als einzige Infektion oder als Teilerscheinung einer ersten Infektion mit Tuberkelbazillen entstehen.

2. Sie kann als Folge einer, wahrscheinlich meist exogenen Reinfektion entstehen auf Grundlage einer ersten Jugendinfektion.

3. Eine Überstehung einer tuberkulösen Erkrankung disponiert bei manchen Tieren zur Entstehung einer Lungenschwindsucht durch Reinfektion; es sprechen Tatsachen dafür, daß auch beim Menschen etwas ähnliches vorkommt.

4. Eine durch Überstehen eines tuberkulösen Krankheitsanfalles erworbene unvollständige Immunisierung kommt bei Tieren und wahrscheinlich auch beim Menschen vor; sie kann aber bei diesem weder das Fortschreiten der tuberkulösen Lungenveränderungen durch geringfügige Reinfektionen, noch das Auftreten neuer akuter, schwerer Tuberkuloseerkrankungen hindern.

5. Nicht eine den ganzen Körper betreffende, durch Überstehen einer Tuberkuloseinfektion erworbene Immunität kann die Lungenschwindsucht infolge einer Reinfektion erklären, sondern nur die Annahme einer örtlich entstandenen Disposition, d. h. einer direkten Schädigung des Lungengewebes in seiner Widerstandskraft gegenüber den Tuberkelbazillen.

Die leichten Jugendinfektionen sind also nicht nur nützlich, indem sie eine gewisse Immunität erzeugen, sondern sie sind vielfach wenigstens, in viel höherem Maße schädlich, indem sie eine Disposition der Lunge zu Schwindsucht bewirken.

Freund und nach ihm Hart haben nun darauf hingewiesen, daß durch den Bau des Thorax eine mechanische Disposition zur Erkrankung der Lungenspitzen an tuberkulöser Phthise gegeben sein kann. Die Tuberkulose setzt sich oft gerade dort fest, wo eine Raumbeengung und Funktionshemmung des knöchernen Brustkorbes statthat. Ein großer Teil aller Fälle von Lungenschwindsucht ist nach der Ansicht von Hart auf eine mangelhafte oder fehlerhafte Entwicklung der obersten Brustpartie zurückzuführen. Diese Störung ist entweder durch eine Entwicklungsstörung der ersten Rippe und ihres Knorpels oder durch eine angeborene oder erworbene Wirbelsäulenskoliose verursacht, welche hauptsächlich die paravertebralen Bezirke beeinträchtigt. Gerhartz unterscheidet die drei Formen des stenosierten Thorax (Freund), des von ihm selbst beschriebenen Thorax infantilis und den Thorax phthisicus paralyticus. Die Beachtung dieser Deformitäten ist sowohl für die Ätiologie, als auch für die Diagnosenstellung, wie eingangs schon angedeutet wurde, von Wert.

Badaloni[1]) und Binet haben auf die Schädlichkeit des falschen Schulsitzes hingewiesen, indem sie durch verschiedene Versuche den Beweis erbrachten, daß die Lungenspitzen nicht genügend ventiliert werden, sobald das schreibende Kind eine unsymmetrische Körperhaltung einnimmt. Dadurch könne die Entstehung der Lungenschwindsucht begünstigt werden.

Es sei hier noch erwähnt, daß in der zahnärztlichen Literatur und insbesondere in den Propagandaschriften für die Errichtung von Schulzahnkliniken mehrfach die Behauptung aufgestellt worden ist, daß kariöse Zähne häufig die Eingangspforte für die Tuberkulose bilden und daß daher die Errichtung von Schulzahnkliniken ein Mittel im Kampfe gegen die Tuberkulose darstelle. Wimmenauer[2]) ist nun dieser Behauptung etwas nachgegangen und hat festgestellt, daß in der ganzen medizinischen Literatur nur ein Fall bekannt ist, in welchem der Berichterstatter aus dem Befund von Tuberkelbazillen in hohlen Zähnen verbunden mit einer Drüsenschwellung den Schluß zog, daß hier die Eintrittspforte der Infektion vorhanden sei. Da dieser Befund nur bei lungenkranken, nie bei gesunden Kindern erhoben wurde, so liegt die Annahme näher, daß die Bazillen aus dem Sputum in den Zahn gerieten und sich hier lebensfähig erhalten haben.

D. Die Tuberkulose anderer Organe.

Die Tuberkulose der Bronchialdrüsen, die Skrofulose und die Lungentuberkulose, welche wir eingehend besprochen haben, sind die für die Schule wichtigsten Formen der Tuberkulose des Kindesalters. Natürlich kommen auch noch andere Formen vor, ich brauche hier nur an den Lupus, die Hauttuberkulose

---

[1]) Internat. Archiv f. Schulhygiene. Jan. 1910. S. 164.
[2]) Zeitschrift f. Schulgesundheitspflege. 1910. Nr. 7. S. 470..

und Knochentuberkulose und an die akuten Tuberkulosefälle zu erinnern: Die letzteren, unter denen namentlich die
Miliartuberkulose und die Meningitis tuberculosa zu nennen
wären, sind wohl stets als sekundäre, von den infizierten Bronchialdrüsen ausgehende Erkrankungen anzusehen. Da sie fast immer
mit hohem Fieber und in schwerer Form verlaufen und fast stets
zum Exitus führen, kommen sie für die Schule kaum in Betracht,
denn die daran erkrankten Kinder sind nicht mehr schulbesuchs-
fähig. Außerdem fallen diese Krankheitsformen meist in die Zeit
vor dem Beginne der Schulpflicht. Eine günstigere Prognose
scheint die Tuberkulose des Peritoneums zu ergeben, denn der
Schularzt findet doch hin und wieder Schulkinder, welche eine solche
durchgemacht haben und, mit oder ohne Operation, völlig geheilt
sind und zu keinerlei Beanstandungen ihres Gesundheitszustandes
Veranlassung geben.

Eine besondere Stellung nimmt die Tuberkulose der Knochen und Gelenke ein, die man unter den Schulkindern doch
nicht ganz so selten beobachtet. Die meisten Fälle allerdings
sind ausgeheilt, da die Hauptperiode dieser Erkrankungsform wohl
auch vor den Jahren der Schulpflicht liegt; man findet dann die
Spuren der abgelaufenen Krankheit. Hin und wieder trifft man
jedoch auch auf noch nicht beendete Krankheitsprozesse, namentlich
bei den mehr chronisch verlaufenden Formen, wie sie z. B. die Spina
ventosa darstellt. Ganz vereinzelt sieht man auch eine Spondylitis,
bei der man eine Tuberkulose als Ätiologie vermuten muß. Engel[1]
nimmt an, daß wahrscheinlich eine durch die Wachstumsvorgänge
geschaffene, besondere Disposition die metastatische Ansiedelung
von Keimen in den Knochen gestatte, die dann zu Einbrüchen
in die Gelenke führen kann. Um einige Zahlen aus der mir gerade
zur Verfügung stehenden Literatur zu erwähnen, führe ich folgendes
an. In Berlin[2] fanden sich im Schuljahr 1910/11 unter den Schulrekruten 0,4 %, unter allen Schulkindern 0,2 % Knochentuberkulose,
in Breslau (1911/12) unter allen Schulkindern 0,06 %, in Augsburg
0,03 %, davon war fast genau die Hälfte abgelaufen.

---

[1] Die Pathologie der Kindertuberkulose. Heft 11. 1909. S. 255.
[2] Cf. Schulärztl. Jahresberichte.

VIII. Die Lungentuberkulose unter den Schulkindern in Charlottenburg im Jahre 1912.

Wie die von mir eingangs gegebene Zusammenstellung zeigt, gehen die Angaben über die Häufigkeit der Lungentuberkulose im schulpflichtigen Alter noch sehr auseinander. Ich hatte nun den Wunsch, diese Frage, wenigstens für meinen Wohnort, Charlottenburg, etwas mehr zu klären. Aus den Berichten der Schulärzte, welche außerdem bisher noch nicht im Druck erschienen sind, ließ sich in dieser Hinsicht wenig entnehmen, da bisher nur die Befunde bei den Schulrekruten, nicht die bei den älteren Kindern tabellarisch zusammengestellt worden sind. Ebenso konnten die Berichte der Stadtärzte nicht verwertet werden, da diese ja nur einen kleinen Teil der in Betracht kommenden Bevölkerungs-klassen umfassen.

Da schien es mir vorteilhaft, mich des reichen Materials des hiesigen Städtischen Fürsorge-Amtes für Lungenkranke zu bedienen, welches mir von dem Leiter desselben, Herrn Dr. E. Becker in liebenswürdigster Weise zur Verfügung gestellt wurde. Ich bin ihm dafür, sowie für die freundlichen Hinweise, die er mir mehrfach gegeben hat, zu bestem Dank verpflichtet.

Es war zu erwarten, daß sich aus diesem Material wertvolle Aufschlüsse über die uns beschäftigende Frage ergeben würden. Denn in dem Fürsorge-Amt strömt alles tuberkulöse Material der ganzen Stadt zusammen. Hier erhalten wir eine Übersicht nicht nur über die einzelnen Kranken, sondern auch über ihre Angehörigen, und über ihre wirtschaftlichen und Wohnungsver-hältnisse. Da hier nicht nur Kranke und Krankheitsverdächtige, sondern auch Gesunde, wenn sie den Wunsch haben, untersucht werden, so ist das Material kein besonders ausgelesenes, sondern ein bunt zusammengewürfeltes, wie es den Verhältnissen der Wirk-lichkeit entspricht. Die praktischen Ärzte, die Schulärzte, die Stadtärzte weisen ihre Patienten und Pflegebefohlenen dorthin, sei es zur Sicherung der Diagnose, sei es zur Einleitung eines Heil-verfahrens oder sozial-wirtschaftlicher Unterstützungsmaßnahmen. Außerdem wird jeder als Tuberkulose festgestellte Krankheitsfall von der Lungenfürsorgestelle aus weiter verfolgt. Da alle polizeilich gemeldeten Todesfälle an Tuberkulose hier zur Kenntnis kommen, kann der Infektionsgelegenheit genau nachgegangen werden, und die Gefährdeten können daraufhin untersucht werden, ob sie schon Anzeichen der Krankheit aufweisen. Es werden nicht nur sämtliche Angehörigen von Personen untersucht, welche an Tuberkulose verstorben sind, sondern auch die Familien von Kranken, welche an nachweisbarer Tuberkulose leiden oder darauf verdächtig sind. Außerdem kommen noch sehr viele Personen, namentlich Frauen und Kinder, aus eigenem Antriebe in die Lungenfürsorgestelle, um sich untersuchen zu lassen: Manchmal müssen sie zurückgewiesen werden, weil sie nicht der Kompetenz des Lungenfürsorge-Amtes unterstehen. Wenn ihre Klagen aber auch nur die Möglichkeit eines Zusammenhanges mit einem Lungenleiden ergeben, werden sie untersucht.

Besonders groß ist die Zahl von Kindern, welche zur Untersuchung kommen, denn das Fürsorge-Amt hat nicht nur Maßnahmen zur Versorgung tuberkulöser Personen zu treffen, sondern es ist ihm auch die Überweisung schwächlicher, blutarmer und unterernährter Kinder, sowie auch rachitischer Kinder in die Erholungsstätten des Roten Kreuzes übertragen. Außerdem hat es auch eine Anzahl von Schulkindern behufs Entsendung in die Ferienkolonien zu begutachten. Ferner werden skrofulöse, tuberkuloseverdächtige und asthmatische Kinder von hier aus, soweit die Gesundheitsdeputation und die Armenverwaltung die Mittel hierfür bewilligen, an die See und in Solbäder, oder in Spezialheilanstalten geschickt. Die beiden genannten Institutionen ergänzen sich gegenseitig, indem die Gesundheitsdeputation für diejenigen Kranken sorgt, welche noch nicht der Armenpflege verfallen sind.

Wegen dieser vielseitigen Tätigkeit erfreut sich das Fürsorge-Amt Charlottenburg beim Publikum einer großen Beliebtheit und wird daher besonders von den Müttern schulpflichtiger Kinder sehr häufig mit allen möglichen Wünschen aufgesucht. Wenn dieser große Zustrom, namentlich in den Sommermonaten, wo die Entsendung in Erholungsstätten und Ferienkolonien hauptsächlich vor sich geht, auch die Arbeit der Fürsorgeärzte sehr vermehrt, so hat er doch wieder das Gute, daß die Wahrscheinlichkeit, möglichst alle durch Tuberkulose bedrohten Personen zu ermitteln, dadurch vergrößert wird.

Wir sehen also, daß die Akten des Fürsorge-Amtes ein sehr reichliches, für unsere Zwecke geeignetes Material darbieten. Besonders wertvoll ist auch noch, daß die meisten als krank oder als verdächtig ermittelten Personen nicht nur ein oder zweimal untersucht wurden, sondern oft eine Reihe von Jahren hindurch in Beobachtung blieben. Ob ein aufgetauchter Verdacht gerechtfertigt war, ob eine Tuberkulose Fortschritte machte, oder zur Ausheilung kam, ob die angewandten Heilverfahren, wie die Entsendung in Heilstätten usw., von Erfolg begleitet waren, läßt sich im Einzelfall an der Hand der Akten meist genau feststellen.

Ich habe nun eine ganze Generation von Charlottenburger Schulkindern nach den Akten des Städtischen Fürsorge-Amtes genau verfolgt. Da alle Kinder, welche Anzeichen des Bestehens einer Lungentuberkulose darboten, soweit sie sich noch in den Anfangsstadien befanden, in Heilstätten geschickt wurden, so gibt die Zahl dieser Heilstättenkinder auch die größte Zahl der überhaupt ermittelten lungenkranken Schulkinder wieder. Das Bestehen einer Lungentuberkulose wurde angenommen, wenn sich bei mehrfacher Untersuchung physikalisch nachweisbare Anzeichen dafür vorfanden. Zur Sicherung der Diagnose wurde, wo es nötig erschien, auch das Röntgenbild zu Hilfe genommen. Die Angaben der Eltern und die Familienanamnese fanden natürlich weitgehende Berücksichtigung. Pirquet-Impfungen wurden nicht verwendet. Wenn es zur Sicherung der Diagnose wichtig erschien, wurden Kranke zur Vornahme der Tuberkulin-Probe, zur Temperaturkontrolle und sonstigen Beobachtung für einige Tage dem städtischen Krankenhause überwiesen.

Über die Diagnosenstellung und über die Indikation der Entsendung von Kindern in Heilstätten sagt Becker[1] folgendes:

„Wir überwiesen fast ausschließlich Kinder mit ganz beginnenden Erscheinungen den Heilstätten. Wenn ein anämisches, skrofulöses Kind, das aus tuberkulöser Familie stammt, längere Zeit trockene Rasselgeräusche über einer Spitze oder in der Gegend der Lungenwurzel zeigt, so schicken wir es fort. Nach unseren Erfahrungen sind die trockenen Rasselgeräusche, welche konstant an einer Stelle zu hören sind, bei Kindern die ersten Erscheinungen der Tuberkulose. Wenn erst deutliche Dämpfung und ausgesprochene Veränderungen des Atmungsgeräusches vorhanden ist, oder gar erst Bazillen im Auswurf

---

[1] Statistik der Heilstättenbehandlung Lungenkranker in Charlottenburg. 1911.

auftreten, so sind die Kinder fast stets verloren. Bei Kindern ist der Grundsatz der frühzeitigen Diagnose und der frühzeitigen Behandlung der Tuberkulose noch wichtiger als bei Erwachsenen. Wenn man aber diese Kinder rechtzeitig fortschickt, und auch weiterhin für ihre Kräftigung durch Entsendung in Ferienkolonien, Erholungsstätten, Milchverordnung oder wiederholte Überweisung in eine Heilstätte oder Seehospize sorgt, so erzielt man vortreffliche Resultate."

Da es mir darauf ankam, die Anzahl der an Lungentuberkulose leidenden oder darauf verdächtigen Kinder festzustellen, welche im Jahre 1912 die Schule besuchten, so habe ich aus der Liste der nach diesen Grundsätzen in Lungenheilstätten verschickten Kinder diejenigen herausgesucht, welche in den Jahren 1898 bis 1906 geboren waren. Die ältesten von diesen wurden im Jahre 1904 schulpflichtig und haben mit dem Ende des Schuljahres 1912/13 die Schule verlassen, während die jüngsten, im Jahre 1906 geborenen, 1912 eingeschult wurden. Ich habe daher die Akten des Lungenfürsorge-Amtes von 1904 bis 1912 für meine Zwecke einer Durchsicht unterzogen. Aus meiner Zusammenstellung ergibt sich nun erstens die Zahl derjenigen schulpflichtigen und noch schulbesuchsfähigen Kinder, welche im Laufe ihrer Schulzeit Erscheinungen von Lungentuberkulose gezeigt haben, und zweitens die Anzahl der im Jahre 1912 vorhandenen Schulkinder mit manifester Lungentuberkulose.

Das Ergebnis dieser Untersuchung ist, daß in dem genannten Zeitraum von 1904 bis 1912 205 schulpflichtige Kinder in eine Lungenheilstätte geschickt worden sind, und zwar 75 Knaben und 130 Mädchen. Auch hier zeigt sich also wieder das schon so oft erwähnte Überwiegen der Mädchen gegenüber den Knaben, und zwar in so hohem Grade, daß fast doppelt so viel tuberkulöse Mädchen als Knaben vorhanden waren. Worauf diese Tatsache, welche, wenn auch nicht überall, so doch an sehr vielen Orten beobachtet wurde, beruht, ist meines Wissens noch nicht untersucht und erklärt worden.

Außerdem sind hierzu noch zwei Mädchen zu zählen, deren Krankheitsprozeß bei der ersten Untersuchung schon so weit fortgeschritten war, daß sie nicht mehr in eine Heilstätte hineinpaßten; sie wurden einem Krankenhause überwiesen. Eines von ihnen hatte auch Tuberkelbazillen im Auswurf.

Wenn wir nun annehmen, daß alle die Kinder, welche im Jahre 1904 in Charlottenburg eingeschult worden waren, auch 1912 noch dort die Schule besuchten, so würde sich also ergeben, daß im Jahre 1912 in Charlottenburg 207 schulpflichtige, und zum größten Teil auch schulbesuchsfähige Kinder vorhanden waren, welche an latenter oder manifester Lungentuberkulose litten. Wenn wir vielleicht auch annehmen können, daß bei den in länger zurückliegenden Jahren, z. B. 1906 oder 1907, in eine Heilstätte aufgenommenen Kindern der Prozeß zu völligem Stillstand, und also zur Ausheilung gekommen ist, so wollen wir diese Fälle doch lieber vorsichtshalber zu den latenten zählen. Jedenfalls gehören ja diese Kinder zu den Gefährdeten, für welche unter Umständen prophylaktische Maßregeln in Betracht kommen könnten, um Rezidive zu verhüten.

Wenn wir nun feststellen wollen, wie viele Schulkinder im Jahre 1912 an sicher nachweisbarer, also manifester Lungentuberkulose litten, so müssen wir zuerst die Kinder berücksichtigen, welche in diesem Jahre in eine Lungenheilstätte geschickt wurden. Deren Zahl beträgt 13. Hierzu müssen wir nun die Kinder hinzuzählen, welche früher in einer Heilstätte waren, jedoch nicht völlig geheilt wurden, sondern im Jahre 1912 noch Krankheitserscheinungen zeigten. Dies sind 14, und zwar 10 Mädchen und 4 Knaben. Hierzu kommen dann endlich noch die zwei erwähnten Mädchen mit schwerer Tuberkulose, welche einem Krankenhaus überwiesen wurden. Das macht zusammen 29 Kinder, darunter 11 Knaben und 18 Mädchen.

Außerdem sind im Berichtsjahre 13 schulpflichtige Kinder, 5 Knaben und 8 Mädchen an Lungentuberkulose verstorben, wie aus den Listen des Statischen Amtes der Stadt hervorgeht. Wir haben also im ganzen 42 Kinder, 16 Knaben und 26 Mädchen, bei welchen im Jahre 1912 Lungentuberkulose festgestellt wurde.

Die Zahl der schulpflichtigen Kinder, welche im Jahre 1912 die Gemeindeschulen in Charlottenburg besuchten, betrug zu Ostern 1912 25 787, also rund 26 000; die Zahl der Knaben war etwas größer als die der Mädchen, wir können jedoch der Einfachheit wegen die Zahl der beiden Geschlechter als gleich annehmen und für jedes 13000 in Rechnung stellen.

Unter diesen 26 000 Schulkindern fanden sich nun 42 mit manifester Lungentuberkulose, das sind 0,16%.

Von den Knaben zeigten $0,12\,^0/_0$, von den Mädchen $0,2\,^0/_0$ Erscheinungen von Lungentuberkulose.

Wir müssen jedoch annehmen, daß nicht alle an Tuberkulose erkrankten Personen zur Kenntnis des Lungen-Fürsorge-Amtes kommen. Diese Zahl ist bei Erwachsenen sicherlich nicht unbedeutend, bei Kindern jedoch meines Erachtens nicht so groß. Wir müssen sie jedoch in Rechnung stellen. Der Prozentsatz dieser Fälle ist früher bei Erwachsenen einmal auf ca. $40\,^0/_0$ eingeschätzt worden. Hierher gehören die in privater Behandlung befindlichen, namentlich die bettlägerigen und schwer kranken Kinder, bei denen die Diagnosenstellung weiter keine Schwierigkeiten machte, oder die nicht mehr imstande waren, die Fürsorgestelle aufzusuchen. Wenn wir nun, um Maximalzahlen zu gewinnen, annehmen, daß $50\,^0/_0$ der lungenkranken Kinder dem Fürsorge-Amt nicht bekannt geworden sind, so werden wir statt der von uns festgestellten 29 lungenkranken Kinder 43 in Rechnung stellen können, wozu dann noch die Todesfälle kommen. Hiernach würde die Prozentzahl der an Lungentuberkulose leidenden Kinder sich auf 0,21 erhöhen. Zu berücksichtigen ist dabei, daß im Jahre 1912, wie wir später noch sehen werden, die Sterblichkeit an Lungentuberkulose ganz besonders hoch war, viel höher als in den meisten anderen Jahren.

Ferner ist zu beachten, daß ein beträchtlicher Teil der hier mitgezählten Kinder für die Schule selbst nicht mehr in Betracht kommt. Denn die uns bekannten schwerkranken Kinder und die im Laufe der Jahre verstorbenen werden die Schule im Berichtsjahre wohl kaum mehr besucht haben.

Da in Charlottenburg jeder Schularzt 1500 bis 2000 Schulkinder zu überwachen hat, so wird er unter diesen nur ganz selten einmal eine Lungentuberkulose zu sehen Gelegenheit haben. Wenn wir annehmen, daß diese Fälle gleichmäßig auf alle 34 Schulen der Stadt verteilt sind, was ja kaum der Fall sein wird, so würde in manchen Schulen vielleicht überhaupt kein solches Kind sein, sondern erst auf 2—3 Schulen eines kommen. Die Behauptung vieler Schulärzte, daß die Lungentuberkulose in den Schulen sehr selten vorkomme, ist somit vollkommen gerechtfertigt.

Denn der Schularzt kann eben nur die Schulkinder herausfinden, welche Erscheinungen der Krankheit aufweisen; die Fälle von latenter Lungentuberkulose ist er natürlich nicht imstande ausfindig zu machen.

Wenn wir nun außer den Kindern, welche im Jahre 1912 nachweisbare Lungenerscheinungen hatten, auch die berücksichtigen wollen, welche ich vorhin als latent tuberkulöse bezeichnete, da wir im Laufe der acht Berichtsjahre früher manifeste Lungentuberkulose bei ihnen festgestellt hatten, so erhalten wir dadurch eine Vorstellung von der Häufigkeit der manifesten und der latenten Tuberkulose unter den Schulkindern. Die Zahl dieser uns bekannten Kinder mit zur Zeit latenter Tuberkulose beträgt 178. Die wirkliche Zahl mag ja noch größer sein; da es sich aber für uns hier darum handelt, eine annähernde Vorstellung von den hier vorliegenden Verhältnissen zu gewinnen, so wollen wir diese Zahl unter der vorhin erwähnten Vergrößerung um 50% für die der Lungenfürsorgestelle vielleicht entgangenen Fälle in Rechnung setzen. Unsere Spekulation würde dann ergeben, daß ca. $1\,^{1}/_{2}\%$ der Charlottenburger Schulkinder an manifester und latenter Lungentuberkulose litten. Diese Zahl dürfte wohl eher zu hoch als zu niedrig sein, da sich, wie erwähnt, unter den latenten Fällen doch eine beträchtliche Anzahl völlig ausgeheilter befinden dürften.

Ich habe diese Berechnung hier zur oberflächlichen Orientierung angeführt; ihre Grundlagen sind jedoch so unsichere, daß wir aus diesen Zahlen keine weiteren Schlüsse ziehen können.

Der Prozentsatz der durch die Lungenfürsorgestelle ermittelten Fälle von manifester Lungentuberkulose bei den Charlottenburger Schulkindern stimmt mit den Zahlen überein, welche am Anfange der auf S. 63 gegebenen Zusammenstellung über die Häufigkeit der Lungentuberkulose in verschiedenen Orten stehen. Die Mehrzahl der Berichte gibt jedoch höhere Zahlen an.

Ich habe ja schon darauf hingewiesen, daß die Verbreitung der Lungentuberkulose in den einzelnen Orten vermutlich ziemlich verschieden sein wird. Es war auch zu erwarten, daß Charlottenburg das in bezug auf hygienische und soziale Einrichtungen mit an der Spitze der deutschen Städte steht und dessen ansässige Bevölkerung sich im allgemeinen in guter wirtschaftlicher Lage befindet, in bezug auf die Lungentuberkulose keine ungünstigen Zahlen aufweisen würde. Ich habe jedoch den Verdacht, daß die aus vielen anderen Orten gemeldeten Ziffern doch etwas zu hoch gegriffen sind und daß die Lungentuberkulose auch im übrigen Deutschen

Reich im schulpflichtigen Alter nicht so häufig vorkommt, wie es nach vielen Berichten den Anschein hat. Wie Hamburger darauf hinweist, daß eine Drüsenschwellung am Halse viel zu oft als eine tuberkulöse angesehen wird, so führt Engel[1]) aus, daß die Diagnose auf eine spezifische Erkrankung der Lunge viel zu häufig gestellt wird. Er sagt: „Es findet sich bei Kindern eine Dämpfung der rechten Spitze mit rauhem, verlängertem Exspirium bei positivem Pirquet. Fast immer wird in solchen Fällen Spitzenphthise diagnostiziert, fast niemals ist es eine. Aus diesen Kindern rekrutieren sich manche Paradefälle der Heilanstalten."

Ich habe ja in meinen früheren Ausführungen, auf die Möglichkeit zahlreicher Fehldiagnosen hingewiesen.

Wie sich die einzelnen Jahrgänge und Altersklassen in Charlottenburg gegenüber der Lungentuberkulose verhalten, ergibt sich aus beifolgender Tabelle. Meine Untersuchungen beginnen mit den im Jahre 1898 geborenen Kindern, die im Jahre 1904 zur Einschulung kamen. In diesem Jahre ist kein 6jähriges Kind in die Heilstätte geschickt worden, daher ist die Rubrik 1904 in der Tabelle fortgelassen worden.

Tabelle VI.

Im Alter von	An manifester Lungentuberkulose litten										
	im Ganzen	im Jahre								darunter	
		1905	1906	1907	1908	1909	1910	1911	1912	Knaben	Mädchen
6 Jahren	13	4	2	—	4	—	1	1	1	5	8
7 "	39	8	7	4	6	4	6	3	1	16	23
8 "	51	—	6	8	15	9	8	3	2	19	32
9 "	41	—	—	12	7	9	10	1	2	9	32
10 "	32	—	—	—	15	5	6	4	2	14	18
11 "	18	—	—	—	—	6	7	4	1	5	13
12 "	8	—	—	—	—	—	3	3	2	5	3
13 "	1	—	—	—	—	—	—	1	—	1	—
14 "	2	—	—	—	—	—	—	—	2	1	1
Zusammen . .	205	12	15	24	47	33	41	20	13	75	130

[1]) Refer. Internat. Archiv f. Schulhygiene. April 1911. S. 322.

7*

Was die Zahl der in jedem Jahre den Heilstätten überwiesenen Kinder betrifft, so zeigt sie ziemliche Schwankungen. Bis zum Jahre 1908 ist ein deutlicher Anstieg zu bemerken, von da ein Abstieg. Ob das auf Zufall beruht oder als eine Folge der Wirksamkeit der Lungenfürsorgestelle anzusehen ist, kann erst die Zukunft lehren. Es ist immerhin möglich, daß der größte Teil der schulpflichtigen tuberkulösen Kinder bis zum Jahre 1908 schon ausgelesen und, falls es nötig war, durch Entsendung in eine Heilstätte versorgt war. Da die Kinderfürsorge jetzt in Charlottenburg schon im Säuglingsalter beginnt und sich bis zur Entlassung aus der Schule fortsetzt, indem die Säuglingsfürsorge die Überwachung der Kinder bis zur Schulreife ausübt, während später die Kinder in den Schulkindergärten und in den Schulen von den Schulärzten überwacht werden, so ist es immerhin möglich, daß jetzt eine größere Anzahl von Kindern schon in den Jahren vor dem Beginne der Schulpflicht dem Lungenfürsorge-Amt überwiesen und durch dessen Vermittelung zweckmäßig versorgt werden. Es ist nicht ausgeschlossen, daß dadurch die Fälle von Lungentuberkulose im schulpflichtigen Alter eine Abnahme zeigen. Andererseits muß man aber auch die große Fluktuation der Charlottenburger Bevölkerung in Betracht ziehen, welche ebenfalls sehr leicht große Schwankungen in jeder Statistik verursachen kann. Der Zuzug, namentlich polnischer Bevölkerung, aus dem Osten des Reiches ist sehr groß. Ferner ziehen die arbeitenden Klassen sehr häufig um. Ein Umzug auf die andere Seite der Straße bedeutet in manchen Stadtgegenden schon einen Umzug in eine andere Stadt (z. B. Wilmersdorf, Schöneberg, Berlin); dann ist das Charlottenburger Fürsorge-Amt nicht mehr zuständig.

Sehr beachtenswert ist die aus meiner Tabelle sich ergebende Tatsache, daß die Anzahl der Kinder, welche Heilstätten überwiesen wurden, vom sechsten Jahre ab ansteigt, im achten Lebensjahre ihren Höhepunkt erreicht und von da ab wieder regelmäßig abfällt. Das achte und neunte Lebensjahr weist die meisten Fälle von Lungentuberkulose auf. Ob diese interessante Tatsache auf Zufall beruht, oder auch anderwärts zur Beobachtung kommt, bedarf noch weiterer Untersuchung. Die Zahlen, die uns hier zur Verfügung stehen, sind zu klein, als daß man aus ihnen Schlüsse ziehen könnte. Ich halte es jedoch nicht für unmöglich, wie ich es früher schon angedeutet habe, daß sich unter den Fällen, welche in den letzten Jahren der Schulpflicht und bald nach der Entlassung aus der Schule manifest werden und häufig einen schweren und schnell zum Tode führenden Verlauf nehmen, sich manche befinden, welche sich in den ersten Jahren der Schulzeit infiziert haben. Da der Verlauf der Krankheit ein langsamer, sich über viele Jahre erstreckender zu sein pflegt, so ist der starke Anstieg der Mortalitätskurve nach dem 15. Lebensjahre vielleicht auf die im 8. und 9. Lebensjahre erfolgten Infektionen zurückzuführen. Der Umstand, daß man die Dauer des Krankheitsprozesses bis zum letalen Ausgang bei der Phthise auf etwa fünf Jahre berechnet hat, würde diese Auffassung unterstützen.

Um Morbidität und Mortalität der Charlottenburger Schulkinder in denselben Jahren vergleichen zu können, habe ich mich an das Städtische Statistische Amt gewendet und um Mitteilung aller Sterbefälle von Lungentuberkulose im schulpflichtigen Alter gebeten. Die Zahlenangaben, welche mir in liebenswürdigster Weise zur Verfügung gestellt wurden, beziehen sich allerdings auf eine etwas längere, als die uns hier beschäftigende Altersperiode, nämlich auf das fünfte bis fünfzehnte Lebensjahr, umfassen also auch die noch nicht schulpflichtigen und einen Teil der schon aus der Schule entlassenen Kinder. Die ersteren beeinflussen diese Statistik kaum, da ihre Zahl nur klein ist, die letzteren jedoch ziemlich stark, da der Anteil der Jahresklasse von 14—15 Jahren an den Todesfällen von Lungentuberkulose, wie wir noch genauer sehen werden, recht erheblich ist. Immerhin kann diese Zusammenstellung, deren Einzelheiten aus der nebenstehenden Tabelle VII ersichtlich sind, ein Bild von der Mortalität an Lungentuberkulose in den Jahren des Schulbesuches geben.

Es starben an dieser Krankheit in den Jahren von 1904 bis 1912 in Charlottenburg im ganzen 84 Kinder im Alter von fünf bis fünfzehn Jahren, darunter 30 Knaben und 54 Mädchen. Im Alter von 5—10 Jahren standen 32 Kinder, 14 Knaben und 18 Mädchen, im Alter von 10 bis 15 Jahren 52, 16 Knaben und 36 Mädchen.

Also auch hier ist wieder das starke Übergewicht der Mädchen erkennbar, sowie auch die Zunahme der Sterblichkeit mit dem Alter. Die Zahl der Todesfälle in den einzelnen Jahren weist große Schwankungen auf, denn sie beträgt zwischen 4 und 14. Das vorhin von mir zum Vergleich herangezogene Jahr 1912 hat die höchste Sterblichkeitsziffer.

Tabelle VII.

Im Alter	An Lungentuberkulose starben in Charlottenburg																		zusammen		insgesamt
	in den Jahren																				
	1904		1905		1906		1907		1908		1909		1910		1911		1912				
	m.	w.	m.	w.	m.	w.	m.	w.	m.	w.	m.	w.	m.	w.	m.	w.	m.	w.	m.	w.	
von 5—10 Jahren	1	3	2	—	3	2	1	3	1	1	—	4	1	3	1	1	4	1	14	18	32
von 10—15 Jahren	1	4	1	4	3	4	1	4	—	2	2	5	5	1	1	5	2	7	16	36	52
Zusammen . .	2	7	3	4	6	6	2	7	1	3	2	9	6	4	2	6	6	8	30	54	84
Insgesamt Kinder	9		7		12		9		4		11		10		8		14				

Irgend eine Übereinstimmung zwischen der Morbiditäts-
und der Mortalitätstabelle ist nicht vorhanden, es finden sich vielmehr große Gegensätze. So hat das Jahr 1908 die größte Anzahl
von Erkrankungsfällen, aber die kleinste von Sterbefällen. Hier
liegt wohl nur ein Zufall vor. Ob es ebenfalls ein Zufall ist, daß
die meisten Erkrankungsfälle das 8.—9. Lebensjahr betrafen,
bedarf, wie gesagt, noch weiterer Beobachtung; in der Mortalitätstabelle tritt dieses Lebensjahr nicht weiter auffällig hervor, steht
vielmehr, wie wir aus der zweiten Tabelle sehen, ziemlich günstig
da. Der Höhepunkt der Todesfälle liegt vielmehr im 14. bis 15. Lebensjahr. Da die Schulpflicht bis zu dem der Vollendung des 14. Lebensjahres zunächstliegenden Entlassungstermin dauert, und da
ferner manche später als gewöhnlich eingeschulten Kinder der
gesetzlichen Forderung eines achtjährigen Schulbesuches erst im
Laufe des 15. Lebensjahres genügen können, so wird sich in der
Schule immer noch eine mehr oder weniger große Anzahl von
Kindern finden, welche der Altersklasse 14—15 angehören. Wir
müssen diese daher hier auch mit berücksichtigen.

Vom Jahre 1908 ab ist auch die Verteilung auf die einzelnen
Jahrgänge aus den Listen des Statistischen Amtes ersichtlich.
Ich gebe diese in der Tabelle VIII wieder. Da hier die im Alter
von 5—6 Jahren erfolgten Todesfälle fortgelassen sind, bezieht

sich diese Tabelle genauer auf die Jahre der Schulpflicht; die Jahresklasse 14—15, welche hier nur zum Teil in Betracht kommt, habe
ich besonders kenntlich gemacht. Nach dieser Tabelle starben
also in Charlottenburg in dem Jahrfünft von 1908 bis 1912 31 Kinder
im Alter von 6 bis 14 Jahren an Lungentuberkulose, im Jahresdurchschnitt also rund 6 Kinder. Der größere Anteil der Mädchen
an der Mortalitätsziffer tritt erst nach dem 7. Lebensjahr hervor.
Nach Vollendung des 14. Lebensjahres steigt die Zahl der Todesfälle
ganz beträchtlich; sie beträgt in unserer Tabelle mehr als das
doppelte wie im 14. Lebensjahr.

Tabelle VIII.

Todesfälle von Lungentuberkulose in Charlottenburg von 1908 bis 1912 im schulpflichtigen Alter.

Lebensjahr	1908		1909		1910		1911		1912		Summe		Insgesamt
	m.	w.	m.	w.	m.	w.	m.	w.	m.	w.	m.	w.	
6—7	1	—	—	—	—	1	—	—	1	1	2	2	4
7—8	—	—	—	1	1	—	—	1	1	—	2	2	4
8—9	—	1	—	1	—	—	—	—	1	—	1	2	3
9—10	—	—	—	2	—	1	1	—	—	—	1	3	4
10—11	—	—	—	—	1	—	—	1	—	—	1	1	2
11—12	—	—	1	1	—	—	—	2	—	1	1	4	5
12—13	—	—	1	1	1	—	—	—	—	—	2	1	3
13—14	—	1	—	1	2	—	—	—	—	2	2	4	6
zusammen	1	2	2	7	5	2	1	4	3	4	12	19	31
14—15	—	1	—	2	1	1	1	2	2	4	4	10	14

Auch diese Zahlen zeigen wieder deutlich, daß man die schweren
Fälle von Lungentuberkulose frühestens in den letzten Jahren
der Schulpflicht, am wahrscheinlichsten aber erst in der Zeit nach
der Schulentlassung, also in den Fortbildungsschulen suchen muß.

Wir kehren jetzt nach dieser Abschweifung zu den Mortalitäts-
verhältnissen wieder zu unserem eigentlichen Thema, den Erkrankungen an Lungentuberkulose im schulpflichtigen
Alter zurück.

Unter den 205 Kindern, welche in Heilstätten geschickt
wurden, befanden sich 19 (= 9,2 %), welche das erste Stadium

der Lungentuberkulose schon überschritten hatten. Darunter waren 8 Knaben und 11 Mädchen. Diese sind durch den Aufenthalt in der Heilstätte so weit gebessert worden, daß bei der letzten Untersuchung, welche bei manchen Kindern mehrere Jahre nach dem Heilstätten-Aufenthalt erfolgte, bei neun von ihnen keine Krankheitserscheinungen mehr gefunden wurden. Von der Gesamtheit der 205 Kinder waren bei der letzten bei ihnen vorgenommenen Untersuchung 191 anscheinend geheilt, nur 14 zeigten noch nachweisbare Krankheitserscheinungen. Darunter waren fünf schwere Fälle (4 Mädchen und 1 Knabe), von denen der jüngste im Alter von 12 Jahren stand.

Bei drei Kindern, einem Knaben und zwei Mädchen, wurden Tuberkelbazillen im Auswurf gefunden. Der Knabe und ein Mädchen standen im 13. und 14. Lebensjahr, als dieser Nachweis gelang. Der dritte Fall betrifft ein 8jähriges Mädchen, das bei der ersten Untersuchung schon so weit fortgeschritten war, daß es dem Krankenhause überwiesen wurde.

Unter 26 000 Schulkindern fanden sich also nur drei Fälle von offener Tuberkulose. Einmal trat zu der Lungenerkrankung später noch eine Tuberkulose des Kehlkopfes hinzu.

Acht Kinder wurden mehrmals verschickt, da der erste Heilstättenaufenthalt ihnen keine Heilung gebracht hatte, zwei von diesen mußten Heimstätten überwiesen werden, da die Krankheit inzwischen weitere Fortschritte gemacht hatte.

Verstorben sind von den Heilstätten-Kindern, soweit es bekannt geworden ist, vier Kinder, davon eines an Herzfehler, eines an Diphtherie. Nur bei einem ist als Todesursache Meningitis festgestellt. Über ein fünftes Kind, das bei den letzten Untersuchungen schon im dritten Stadium war, ist nichts weiter bekannt geworden.

Die Erfolge des Heilstätten-Aufenthaltes sind als sehr günstige zu bezeichnen, denn bei 93,4 % der Kinder, welche manifeste Erscheinungen aufgewiesen hatten, war in den nächsten Jahren kein krankhafter Befund mehr vorhanden. Nur bei 6,6 % der Fälle erwies sich das Leiden als hartnäckiger und nur in einem kleinen Prozentsatz, bei fünf von den 205 Kindern (= 2,4 %), nahm es schon während der Schulzeit einen schweren Verlauf.

Es sei hier zum Vergleich noch auf die schon erwähnte Arbeit von Becker hingewiesen, in welcher die guten Erfolge der Heilstättenbehandlung in einer Reihe von Tabellen deutlich bewiesen werden. Wenn diese Zahlen, welche die Ergebnisse der Heilstättenbehandlung bis zum Jahre 1910 wiedergeben, auch alle Altersstufen bis zum 17. Lebensjahre umfassen, so sind sie doch so instruktiv, daß sie hier mitgeteilt zu werden verdienen. Da die meisten Heilstätten Kinder unter sechs Jahren nicht aufnehmen, setzen die Angaben dieser Tabelle auch mit dem Beginn der Schulpflicht ein, überschreiten sie dann allerdings später um drei Jahre.

Tabelle IX.

	Stadium vor der Behandlung %			Stadium nach der Behandlung %				Gestorben %
	I	II	III	0	I	II	III	
Nach 1 Jahr	90,07	7,54	2,39	62,38	29,95	3,84	2,11	1,72
„ 2 Jahren	89,44	7,87	2,69	71,87	19,51	3,85	2,95	1,82
„ 3 „	87,87	8,90	3,23	74,16	16,00	3,01	3,38	3,38
„ 4 „	84,59	11,47	3,94	73,91	15,21	1,75	3,48	5,65
„ 5 „	80,93	13,82	5,05	75,86	12,07	1,34	4,02	6,71
„ 6 „	75,86	18,39	5,75	75,80	12,91	1,61	4,84	4,84
„ 7 „	85,71	12,25	2,04	83,33	10,00	—	—	6,67
„ 8 „	91,30	8,70	—	83,32	8,34	—	—	8,34

Wir sehen aus dieser Zusammenstellung deutlich, daß die Fälle des ersten Stadiums eine mit den Jahren zunehmende Besserungs- oder Heilungstendenz haben, denn nach acht Jahren weist der überwiegende Teil der Fälle keine Krankheitszeichen mehr auf. Auch vom zweiten Stadium kommt noch ein Teil zur Heilung, ein anderer Teil aber geht in das dritte Stadium über; die Ziffern des zweiten Stadiums zeigen eine regelmäßig absteigende, die des dritten Stadiums eine ebenso ansteigende Linie. Vom dritten Stadium nimmt dann der größte Teil im Laufe der nächsten drei Jahre einen tödlichen Verlauf, an dem dann auch noch die progressiven Fälle des zweiten Stadiums teilnehmen. Becker weist daraufhin, daß die Erfolge der Heilstättenbehandlung bei Kindern noch besser sind, als bei Erwachsenen und daß auch bei den Kindern, welche zweimal verschickt wurden, da ihnen die erste Heilstättenkur keinen dauernden Erfolg gebracht hatte, recht befriedigende Ergebnisse zu verzeichnen waren. Von diesen Kindern, 59 an der

Zahl, standen 51 im ersten, 8 im zweiten Stadium. Bei 39 war später nichts mehr nachzuweisen, 9 standen im zweiten Stadium, 1 im dritten Stadium, 2 waren verstorben, bei 4 war der Erfolg unbekannt und bei 4 war der Dauererfolg wegen der Kürze der Zeit nach der Entlassung noch nicht zu beurteilen.

Daß die Heilungserfolge bei den von mir verfolgten Fällen noch etwas bessere sind als sie die Tabelle von Becker zeigt, ist wohl auf die Verschiedenheit der Altersgrenze zurückzuführen, denn gerade die Jahresklassen vom 14.—17. Jahre, welche ich nicht mehr berücksichtigt habe, beeinflussen die Statistik der Heilerfolge in recht ungünstiger Weise.

Wenn wir noch kurz die anderen Formen der Tuberkulose, welche in der Lungenfürsorgestelle in Charlottenburg zur Beobachtung kamen, berühren wollen, so sei hier erwähnt, daß im Jahre 1912 sieben Schulkinder, welche an Knochentuberkulose litten, in eine Heilstätte geschickt wurden.

An Skrofulose litten 993 Kinder; davon waren leicht skrofulös 602, schwer skrofulös 391. Diese Zahlen beziehen sich wieder auf die Zeit bis zum 17. Lebensjahr. Wenn wir nun annehmen, daß die Hälfte dieser Zahl die schulpflichtigen Kinder umfaßt, so würde sich ergeben, daß rund 500 Schulkinder an Skrofulose litten. Das würde einem Prozentsatz von ca. $2\,^0/_0$ entsprechen, den wir wieder unter Berücksichtigung der vielleicht von der Lungenfürsorgestelle übersehenen Fälle auf etwa $3\,^0/_0$ erhöhen können. Wenn wir hierzu, die von uns auf $0,21\,^0/_0$ berechneten Fälle von Lungentuberkuose, sowie die Knochentuberkulose ($0,03\,^0/_0$) hiezuzählen, so erhalten wir die Summe von $3\,^1/_4\,^0/_0$, welche den Prozentsatz aller bei der Charlottenburger Schuljugend festgestellten Arten von Tuberkulose angibt.

Ich habe früher angeführt, daß Steinhaus auf Grund seiner an Dortmunder Gemeindeschulen ausgeführten Untersuchungen die Behauptung aufgestellt hat, daß $50\,^0/_0$ aller Erkrankungsfälle im schulpflichtigen Alter auf Tuberkulose beruhen oder zum mindesten darauf verdächtig seien. Er bezeichnet daher die Tuberkulose als die dominierende Krankheit des schulpflichtigen Alters.

Meine Untersuchungen zeigen, daß diese Behauptung, wenigstens für Charlottenburg, nicht zu Recht besteht.

Wenn wir auch von den Haltungsanomalien, Skoliose usw. absehen, so beweisen meine Untersuchungen doch, daß die Sehstörungen, die Erkrankungen der Rachenorgane, die inneren Leiden (mit Ausschluß der Tuberkulose) eine viel größere Rolle in der Morbidität des Schulkindes spielen als die verschiedenen Formen der Tuberkulose und daß speziell die Tuberkulose der Lungen unter der Schuljugend nur verhältnismäßig selten vorkommt.

Es erscheint mir wichtig, namentlich die letzte Feststellung besonders zu betonen, um übertriebenen, oft auf Mißverständnissen beruhenden Behauptungen, wie sie hin und wieder in der Tagespresse, jedoch auch in der schulärztlichen Literatur erscheinen, entgegenzutreten. Denn auf die Verhältnisse der Lungentuberkulose kommt es vor allem an. Die anderen Formen der Tuberkulose sind im Vergleich mit dieser von viel geringerer Bedeutung für das spätere Leben der Kinder nach ihrer Entlassung aus der Schule. Die Zahlen, welche die Morbiditätsverhältnisse der Lungentuberkulose bei den Schulkindern angeben, sind durchaus der Beachtung wert, geben aber zu einer pessimistischen Auffassung über die Durchseuchung der schulpflichtigen Jugend mit Tuberkulose keine Veranlassung, zumal da die Maßnahmen zur Bekämpfung dieses Leidens im allgemeinen, wie wir gesehen haben, zu recht befriedigenden Erfolgen geführt haben.

IX. Die Mittel zur Verhütung und Bekämpfung der Tuberkulose.

In dem Kampf gegen die Tuberkulose des Schulkindes handelt es sich in erster Linie darum, die in den Schulen vorhandenen tuberkulösen oder auf Tuberkulose verdächtigen Schulkinder zu ermitteln. Das ist die Vorbedingung für alle Heilbestrebungen und ist auch notwendig, um eine wirksame Prophylaxe der Krankheit einleiten zu können. Hierbei ist die Mithilfe der Schulärzte nicht zu entbehren. In Deutschland sind ja jetzt in den meisten Groß- und Mittelstädten Schulärzte angestellt. Zurzeit[1]) finden wir die Schularzteinrichtung in fast 300 Orten, in denen über 1000 Schulärzte tätig sind.

Es ist jedoch notwendig, daß auch in den kleinen Städten und auf dem Lande für eine ärztliche Überwachung der Schuljugend

---

[1]) cf. A. Selter: Der Stand der Schulhygiene. Verlag d. internat. Hygiene-Ausstellung. Dresden 1911.

gesorgt wird. Meist sind es die Kommunen, welche freiwillig die Anstellung von Schulärzten übernommen haben. Sachsen-Meiningen war der erste Staat, welcher überall, in Stadt und Land, seine Schulen der ärztlichen Aufsicht unterstellt hat. Seinem Beispiel ist England gefolgt, welches durch ein Gesetz seit dem Jahre 1907 alle Gemeinden verpflichtet hat, für die ärztliche Überwachung aller Elementarschulen Sorge zu tragen.

Wenn man aber die an Tuberkulose erkrankten und die darauf verdächtigen Schulkinder ausfindig machen will, bedarf es einer intensiven Überwachung und häufiger regelmäßiger Untersuchungen der Kinder, wie ich es ja schon mehrfach erwähnt habe. Eine Untersuchung der Schulrekruten allein und eine Untersuchung der abgehenden Schüler genügt dazu nicht, sondern es müssen eben jährliche Reihenuntersuchungen aller Schüler und Schülerinnen vorgenommen werden. Daß dazu die Arbeitskraft eines Schularztes, der 15 000 bis 20 000 Schulkinder zu überwachen hat, auch wenn er im Hauptamt, geschweige denn, wenn er im Nebenamt tätig ist, nicht genügt, ist wohl ohne weiteres klar. Die schulärztliche Überwachung muß eben intensiver gestaltet werden, als sie zur Zeit in vielen Städten noch ist. In vielen Orten ist die Schularzt-Organisation noch eine recht rudimentäre, sie wird daher weiter auszubauen und zu vertiefen sein. Ob die Überwachung der Schulen dabei einem Schularzt im Hauptamte oder im Nebenamte übertragen wird, ist wieder eine Frage für sich, bei deren Lösung man sich aber nicht auf einen Prinzipienstandpunkt stellen darf, wenigstens kann man diesen, soweit es sich um den sozialen Nutzen der Schularzt-Einrichtung handelt, nicht einnehmen. Es sind bei dieser Frage so viele lokale, finanzielle, und alle möglichen anderen Gesichtspunkte zu berücksichtigen, daß es nach meiner Ansicht falsch ist, das eine oder das andere System als das allein zweckmäßige zu empfehlen. Es würde zu weit führen, diese Streitfrage hier ausführlicher zu erörtern. Die Hauptsache ist, daß die Anzahl der Schulkinder, welche einem Schularzt zur Überwachung überwiesen wird, nicht zu groß ist, sonst ist eben eine intensive Berücksichtigung des einzelnen Kindes nicht mehr möglich. Der Schularzt im Hauptamt kann vielleicht eine 4—5 mal größere Anzahl von Schulkindern noch versorgen, als der nebenamtlich tätige es vermag, nicht aber die 10 und 20 fache.

Neben dem Schularzt sind es die **Fürsorgestellen für Lungenkranke**, welchen im Kampfe gegen die Tuberkulose im kindlichen Alter wohl die wichtigste Rolle zukommt. Ich habe auf die Bedeutung und die Arbeit dieser segensreichen Institution schon mehrfach hingewiesen. Es kommt hier sowohl die Sicherung der Diagnose bei den vom Schularzt als verdächtig ausgelesenen Kindern, als auch die Einleitung von kurativen und prophylaktischen Maßnahmen in Betracht. Das rote Kreuz hat sich an zahlreichen Orten ein großes Verdienst durch die Errichtung von Fürsorgestellen für Lungenkranke erworben, aber auch die Kommunen haben sich vielfach dieser Angelegenheit angenommen. Öfters arbeiten auch das Rote Kreuz, die Landesversicherungsanstalten oder andere Wohlfahrtsorganisationen auf diesem Gebiete mit den Kommunen zusammen. Das ist z. B. bei dem Fürsorge-Amt in Charlottenburg der Fall, dessen Tätigkeit ich vorher flüchtig geschildert habe. Dieses Fürsorge-Amt ist eines der ältesten in Deutschland, und Charlottenburg darf sich rühmen, unter den ersten Städten und die erste Gemeinde in Groß-Berlin gewesen zu sein, wo eine Lungenfürsorgestelle ins Leben gerufen wurde. Denn schon am 1. Mai 1902 hatte der Vaterländische Frauenverein Charlottenburg seine Lungenkrankenfürsorge vom Roten Kreuz eröffnet. Im Jahre 1905 wurde diese dann ergänzt und erweitert durch die Begründung der städtischen Fürsorgestelle für Lungenkranke, deren Bezeichnung im letzten Jahre in die eines Fürsorge-Amtes geändert wurde.

Im Kampfe gegen die Tuberkulose sind diese Fürsorgestellen unentbehrlich, mögen sie nun einfache Beratungsstellen sein, oder mögen ihnen noch andere Funktionen übertragen sein. In Charlottenburg ist der Leiter des Fürsorge-Amtes für Lungenkranke zugleich städtischer Vertrauensarzt und die von ihm vorgeschlagenen prophylaktischen und kurativen Maßnahmen sind insbesondere für die von der Gesundheitsdeputation und der Armenverwaltung versorgten Familien und Einzelpersonen von größter Wichtigkeit.

Die meisten Großstädte sind jetzt wohl mit Auskunfts- und Fürsorgestellen für Tuberkulose versorgt. Ulrici[1] führt an, daß sich im Laufe der letzten Jahre ein Netz von ca. 800 Fürsorgestellen im Reich gebildet habe, ungerechnet die 538 Fürsorgestellen

---

[1] Soziale Hygiene. 1913. Nr. 14.

im Großherzogtum Baden und die 290 Hilfsfürsorgestellen im Bezirk der thüringischen Landesversicherungsanstalt.

Er betont zugleich die große Bedeutung der Fürsorgestellen, für die er einen amtlichen Charakter für notwendig hält, da er die Meinung vertritt, daß der Angelpunkt der ganzen Tuberkulosefrage die Verhinderung der massigen Infektion, vor allem der Kinder sei. **Nur der Schutz der Bedrohten, nicht die Behandlung der Erkrankten, bringt nach seiner Ansicht die soziale Lösung des Kampfes gegen die Tuberkulose.**

Wichtig ist es auch, daß die Schulärzte und die Lungenfürsorgestellen in enger Beziehung zu einander stehen. Daß die Schulärzte die Kinder, welche sie für tuberkulös oder für tuberkuloseverdächtig halten, an die Lungenfürsorgestelle weisen, wird wohl schon allgemein üblich sein. In Charlottenburg benutzen wir zur Mitteilung an die Eltern in solchen Fällen folgendes Formular:

Mitteilung.

Das Kind ....
ist schwächlich und kränklich. Bei solchen Kindern ist oft ein beginnendes Lungenleiden (Tuberkulose) der Grund des ungesunden Aussehens.

Durch rechtzeitige ärztliche Behandlung ist fast immer eine Heilung dieses ernsten Leidens möglich. Das ist natürlich für das Fortkommen des Kindes in der Schule und auch für seine Arbeitsfähigkeit im späteren Leben von der größten Wichtigkeit.

Es wird Ihnen daher dringend empfohlen, das Kind entweder sogleich von einem Arzte behandeln und dauernd überwachen zu lassen oder sich zuerst zur genauen Feststellung der Art des Leidens an die städtische Fürsorgestelle für Lungenkranke zu wenden.

Der Schularzt.

Über Kinder, welche mit einem solchen Formular in die Lungenfürsorgestelle kommen, erhält der Schularzt dann einen Bericht von dem Untersuchungsbefunde. Es ist jedoch wünschenswert, daß er auch davon in Kenntnis gesetzt wird, wenn bei anderen schulpflichtigen Kindern, die ohne seine Veranlassung in der Fürsorgestelle untersucht worden sind, Erscheinungen von Tuberkulose gefunden wurden, und namentlich, wenn solche Kinder einer Heilstätte überwiesen worden sind.

Von größter Bedeutung ist auch die Aufklärung über das Wesen der Tuberkulose, welche durch die Fürsorgestellen vorbereitet wird, und die hygienische Erziehung, welche sie vermitteln. Ein Strom der Aufklärung und Belehrung geht von hier aus in die großen Massen der Bevölkerung. Besonders die Fürsorgeschwestern, welche in die Familien der erkrankten und gefährdeten Personen gehen, entfalten eine äußerst segensreiche Tätigkeit auf diesem Gebiete, indem sie die Kenntnis von den Gefahren und von den Vorbeugungsmitteln der Lungentuberkulose in den weitesten Volksschichten verbreiten. Anweisungen über die Behandlung des Auswurfes, über die Desinfektion der Wäsche, der Gebrauchsgegenstände und der Wohnräume werden von ihnen gegeben. Bei Todesfällen und beim Umzuge schwerer Phthisiker wird für eine amtliche Desinfektion Sorge getragen. Auf diesem Gebiete arbeiten Fürsorgestellen und Polizeibehörden Hand in Hand. Wichtig ist es, daß die Wohnungsdesinfektion bei Minderbemittelten völlig unentgeltlich geschieht. Die Verabfolgung von Speiflaschen und Wäschebeuteln erfolgt meist auch schon völlig kostenlos durch die Lungenfürsorgestellen.

In der Prophylaxe der Tuberkulose ist wohl die wichtigste Maßnahme die Trennung gefährdeter Kinder von Hausgenossen, welche an offener Tuberkulose leiden. Diese Trennung muß so früh als möglich vor sich gehen. Die Vorbeugungsmaßregeln sollten daher in tuberkulösen Familien schon im Säuglingsalter des Kindes einsetzen. Diese Trennung der Kranken von den Gesunden durchzusetzen, ist eine der wichtigsten Aufgaben der Lungenfürsorgestellen, eine oft sehr schwierige Aufgabe, weil hier zahlreiche Hindernisse zu überwinden sind. Die wirtschaftlichen und die Wohnungsverhältnisse, die persönlichen Beziehungen des Kranken zu den gesunden Kindern, und schließlich sein Verständnis für die Isolierungsmaßregeln und sein guter Wille zur Durchführung derselben sind die Faktoren, von denen der Erfolg solcher Maßregeln schließlich abhängig ist. Man hat versucht, Kranke mit offener Tuberkulose, soweit es Erwachsene waren, in ihrer eigenen Wohnung zu isolieren, indem man dafür sorgte, daß sie einen Schlafraum und ein Bett für sich allein erhielten, womöglich einen Raum, in dem sie sich auch am Tage aufhalten konnten. Wo die Mittel der Krankenfürsorge nicht ausreichten, haben an vielen Orten die Armenverbände die Kosten hierfür übernommen.

Ulrici hält die Isolierung des infektiösen Tuberkulösen in seiner Wohnung für eine Utopie und sieht die einzig wirkliche Isolierung der Tuberkulösen in ihrer Unterbringung in Anstalten. Sicherlich wäre es am zweckmäßigsten, wenn alle an fortgeschrittener Lungentuberkulose leidenden Kranken in Heimstätten oder in Spezialkrankenhäusern untergebracht würden. Häufig scheitern diese Schutzmaßnahmen aber an dem Widerstande der Kranken, welche man nicht zum Aufenthalte in einer derartigen Anstalt zwingen kann, wenigstens nicht in allen Bundesstaaten.

In Baden jedoch ist die Möglichkeit zu polizeilichen Zwangsmaßregeln in solchen Fällen gegeben. In § 13 der Verordnung vom 9. Mai 1911 über die Bekämpfung übertragbarer Krankheiten heißt es [1]): Bei Personen, die an offener Lungen- oder Kehlkopfschwindsucht erkrankt sind, kann eine Absonderung in der Weise angeordnet werden, daß für dieselben, wenn möglich, ein besonderes Schlafzimmer, mindestens aber ein besonderes, von den übrigen Betten tunlichst weit abzurückendes Bett verlangt wird.

Werden auf Erfordern des Bezirksamtes in der Behausung des Kranken die nach dem Gutachten des Bezirksarztes zum Zwecke der Absonderung nötigen Einrichtungen nicht getroffen, so kann, falls der Bezirksarzt es für unerläßlich und der behandelnde Arzt es ohne Schädigung des Kranken für zulässig erklärt, die Überführung des Kranken in ein geeignetes Krankenhaus oder in einen anderen geeigneten Unterkunftsraum angeordnet werden.

Wir haben jedoch auch in Preußen Mittel, um gefährdete Kinder vor der Infektion zu schützen, da ihre Entfernung aus der Familie nach einer vorhandenen Gerichtsentscheidung wohl möglich ist. Ein Beschluß der ersten Zivilkammer des Königl. Landgerichtes III in Berlin vom 15. Mai 1912, lautet folgendermaßen: Weigert sich ein Vater, der schwer lungenkrank ist und eine Ansteckungsgefahr für seine Kinder bildet, sich von seinen Kindern zu trennen, obwohl ihm seine unentgeltliche Unterbringung in ein Pflegeheim, oder aber die Unterbringung der Kinder in guten Pflegestellen auf dem Lande angeboten wird, so ist das Vormundschafts-

---

[1]) Zitiert nach Sperling: Polizeiliche und armenpflegerische Maßnahmen bei vorgeschrittener Tuberkulose. Kommunalblatt f. Ehrenbeamte. Nr. 8. 1913/14.

gericht berechtigt, gem. § 1666 BGB. dem Vater das Bestimmungsrecht über den Aufenthalt seiner Kinder zu entziehen.

In Frankreich hat man zuerst nach einem Vorschlage Granchers[1]) Kinder tuberkulöser Eltern aus der Familie herausgenommen und bei gesunden Familien auf dem Lande untergebracht, wo sie bis zu ihrem 14. Lebensjahre verblieben. Der im Jahre 1903 in Paris gegründete „Verein zum Schutze der Kinder vor Tuberkulose" hat sich diese zweckmäßige Art der Prophylaxe zur Aufgabe gestellt. Zurzeit gibt es über 10 Kolonien, in denen über 250 Kinder versorgt werden.

In Deutschland ist besonders Heubner dafür eingetreten, daß sowohl die an Skrofulose leidenden, als auch die noch gesunden Kinder tuberkulöser Abstammung aus den Familien herausgenommen und in gut eingerichteten und gut überwachten Heilstätten untergebracht werden sollten. Die Entsendung in eine Ferienkolonie, in ein Sol- oder Seebad für ein bis zwei Monate nütze wohl schwächlichen, aber noch gesunden Kindern, genüge aber nicht zur Beseitigung der Skrofulose.

Die Grancherschen Vorschläge haben in Hannover und in Sachsen (landwirtschaftliche Kolonie am Adelsberg) Nachahmung gefunden. Dieses Vorgehen, das ja sehr zweckmäßig erscheint, dürfte aber doch wohl nur bei einem sehr kleinen Prozentsatz der in Betracht kommenden Fälle durchführbar sein. Ferner ist dabei streng darauf zu achten, daß nur wirklich ganz gesunde Kinder ausgewählt werden, denn Gottstein[2]) warnt mit Recht vor einer Rückverpflanzung der schon infizierten städtischen Jugend auf das Land, da hierdurch der Krankheitskeim überallhin verbreitet wird.

Becker empfiehlt, solche Kinder, welche von tuberkulösen Eltern abstammen, und die skrofulösen Kinder in Waldschulen unterzubringen, die zugleich Heilstätten sind. Die Kinder müßten dort also auch des Nachts bleiben und dort auch behandelt werden. In Mühlhausen i. E. und in Elberfeld sind ähnliche Einrichtungen schon getroffen, indem ein Teil der Waldschulkinder die Nacht dort zubringen kann. Auch das Mannheimer Kinder-

---

[1]) cf. Soziale Hygiene. Nr. 18. 1913. S. 339.
[2]) Zeitschrift f. ärztliche Fortbildung. 1912. Nr. 152.

erholungsheim verfügt über 91 Betten, im übrigen ist aber die Zahl der zurzeit vorhandenen gewöhnlichen Waldschulen noch so gering, daß in ihnen nur ein ganz kleiner Teil der in Betracht kommenden Kinder untergebracht werden kann.

Wie früher erwähnt wurde, hat Orth auf die relative Häufigkeit der bovinen Tuberkulose hingewiesen und daran die Forderung geknüpft, daß man auch den Kampf gegen die Rindertuberkulose nicht vernachlässigen darf. Die Eltern der Schulkinder müssen daher darauf hingewiesen werden, daß sie ihren Kindern die Milch nur nach vorherigem Aufkochen zu trinken geben; dieselbe Vorschrift muß natürlich auch für das Schulpersonal maßgebend sein, welches in den Unterrichtspausen Milch zum Frühstück der Schulkinder verschänkt.

Im Kampfe gegen die Tuberkulose spielen ferner alle diejenigen Maßnahmen eine wichtige Rolle, welche darauf hinzielen, die Widerstandsfähigkeit der belasteten oder auf Tuberkulose verdächtigen Kinder zu heben und ihre Konstitution nach Möglichkeit zu bessern.

Hierher gehören die Ferienkolonien, Ferienheime, die Erholungsstätten und die Waldschulen.

Die Ferienkolonien und die Erholungsstätten nehmen die Kinder meist nur für 1—2 Monate auf, während der Aufenthalt in den Waldschulen meist auf $^{1}/_{2}$—$^{3}/_{4}$ Jahr berechnet ist. Die Einwirkung der Waldschulen kann also eine intensivere sein, da sie von längerer Dauer ist.

Die Waldschulen, deren erste im Jahre 1904 in Charlottenburg eingerichtet wurde, nehmen die Kinder den Tag über auf. Unterricht wird täglich in einer Dauer von 1—2 Stunden erteilt; in der übrigen Zeit tummeln sich die Kinder im Freien, turnen, spielen, graben und pflanzen. Nach dem Mittagessen wird auf Liegestühlen der Ruhe gepflogen. Auf gute und kräftige Ernährung wird natürlich großer Wert gelegt. Brause- und Wannenbäder stehen zur Verfügung, so daß auch medizinische Bäder gegeben werden können. Der Gesundheitszustand der Kinder wird vom Waldschularzt sorgfältig überwacht. Die Waldschule ist in der Regel vom April an bis zum Dezember im Betriebe.

Diese Einrichtung hat sich sehr gut bewährt. Außer einer Beeinflussung der vorhandenen Krankheitsprozesse, einer Kräftigung der Gesamtkonstitution mit Gewichtszunahme ist es vor allem die Abhärtung gegen Witterungseinflüsse, welche die Kinder nach einem solchen Waldschulenaufenthalt erlangen, worin sich der gute Erfolg dieser Wohlfahrtseinrichtung zeigt.

Leider ist die Zahl der Städte, welche dem Beispiel Charlottenburgs gefolgt sind, zurzeit noch klein. So weit ich unterrichtet bin, existieren weitere Waldschulen bisher erst in Mühlhausen i. E., München-Gladbach, Dortmund, Elberfeld, Dresden, Lübeck, Nordhausen, Husum und Breslau.

Es ist daher zu wünschen, daß diese segensreiche Institution noch weitere Verbreitung an möglichst vielen Orten finde. Da die Waldschule meist nur 100—200 Kinder aufnehmen kann, wird sie allerdings zur Versorgung aller bedürftigen Kinder nicht ausreichen. Es ist deshalb zu empfehlen, daß sie das ganze Jahr geöffnet bleibt, damit sie möglichst vielen Kindern zugute kommt. Das ist bei unserem Klima auch meist ganz gut möglich, wenn nur die Baulichkeiten etwas darnach eingerichtet werden, was ohne große Unkosten zu erreichen ist.

Der Hauptfaktor bei allen diesen Institutionen ist der möglichst ausgedehnte Aufenthalt in frischer Luft und eine gute, kräftige und zweckmäßige Ernährung. Erholungsstätten und Waldschulen liegen in der Nähe der Städte, die Kinder begeben sich daher am Morgen dorthin und kehren am Abend wieder nach Hause zurück. Sie verbringen also den ganzen Tag in günstigen hygienischen Verhältnissen, sind aber dann zu Hause oft wieder in den überfüllten und schlecht ventilierten Schlafräumen vielfachen Schädigungen ausgesetzt, durch welche die am Tage erreichten Vorteile wieder vernichtet werden können. Man hat daher auch damit begonnen, einzelne dieser Kinder Tag und Nacht in den Erholungsstätten zu belassen. Dieses Verfahren, das in Charlottenburg insbesondere für die kleineren Kinder und die Säuglinge, namentlich für die an Rachitis leidenden, eingeführt ist, dürfte auch für die Schulkinder sehr zu empfehlen sein, namentlich da manche Kinder das zweimalige Fahren mit Eisenbahnen oder Straßenbahnen, das doch meist zur Erreichung der Erholungsstätten nötig ist, nicht vertragen.

Zu diesem Zwecke müßten natürlich die nur für Tagesaufenthalt eingerichteten Erholungsstätten etwas anders ausgestattet werden.

Da aber gerade die Schädigungen der Kinder durch lungenkranke Familienglieder in den Abend- und Nachtstunden, in denen

die am Tage zerstreuten Angehörigen zusammenkommen, eine
recht beträchtliche sein kann, zumal sich dann zahlreiche Personen
in engen Räumen zusammendrängen und somit die Infektionsgefahr
noch zunimmt, so hat man in neuerer Zeit noch eine sehr zweckmäßige Einrichtung getroffen, welche Nietner[1]) als „Night
Camps" bezeichnet. Es sind dies einfache Unterkünfte für die
Nacht im Wald oder in einem großen Garten, im Anschluß an ein
Kinderkrankenhaus oder eine Erholungsstätte. Die Kinder kommen
nachmittags nach dem Schulunterricht nach dem Night Camp, werden
dort verpflegt, schlafen im Freien in Hängematten und gehen
von da morgens nach einem guten Frühstück direkt zur Schule.
Die Stadt Halle hat solche Schlafpavillons für tuberkulosegefährdete
Kinder errichtet.

Um möglichst viele Kinder versorgen zu können, wird man
sich ja aller dieser Einrichtungen mit Vorteil bedienen können.
Man muß jedoch auch hier planmäßig vorgehen und strenge
Indikationen für den einzelnen Fall stellen. So werden
die Ferienkolonien im allgemeinen nur für ältere Kinder in Betracht
kommen, die schon selbständiger sind, sich allein ankleiden können
und nicht mehr so intensiver Beaufsichtigung bedürfen. Kinder,
welche irgendwelche, wenn auch nur kleine Krankheitszeichen
darbieten, müssen von der Entsendung in Ferienkolonien ausgeschlossen werden, insbesondere alle Kinder mit Herzfehlern.
In den Waldschulen und Erholungsstätten können solche Kinder
dagegen unter Umständen Aufnahme finden. Da die Ferienkolonien
in den verschiedensten Orten, im Binnenlande, in Sol- und Eisen-
bädern, am Meeresstrande und im Gebirge untergebracht sind,
so ist bei den ausgewählten Kindern wieder eine besondere Auslese
mit Rücksicht auf die in Betracht kommenden Aufenthaltsorte
erforderlich, von denen einige, wie z. B. die Seebäder schon eine
kräftigere Konstitution und ein nicht zu sensibles Nervensystem
verlangen. Bei der Auswahl für die Ferienkolonien ist
daher eine ärztliche Begutachtung durchaus erforderlich.
Wenn die Kinder wahllos in irgend eine Ferienkolonie geschickt
werden, so werden sie häufig nicht gekräftigt und gebessert, sondern
verschlechtert zurückkehren.

---

[1]) Die Bekämpfung der Tuberkulose unter den Schulkindern. Internat. Archiv f. Schulhygiene. 1912. Nr. 4. S. 467.

Während die Ferienkolonien doch eine gewisse Garantie für gute Verpflegung und gute Schlaf- und Unterkunftsverhältnisse bieten, steht es mit einem einfachen Landaufenthalt bei Verwandten, welchen die Eltern für ihre schwächlichen und blutarmen Kinder oft von sich aus verordnen, doch noch anders. Denn auf dem Lande sind die Schlafgelegenheiten oftmals nicht viel besser als in der Stadt und die Verpflegung und Ernährung ist manchmal, auch wenn sie an und für sich nicht schlecht ist, für ein Großstadtkind nicht geeignet. Also auch hier ist nur im Einzelfalle unter Berücksichtigung der lokalen Verhältnisse eine Entscheidung über die Zweckmäßigkeit eines solchen Aufenthaltes möglich.

Gegenüber den anderen erwähnten Einrichtungen haben die Ferienkolonien, die ja meist ziemlich entfernt vom Heimatsort des Kindes liegen, den Nachteil, daß ihre Einwirkung auf das Kind meist nur eine verhältnismäßig kurze sein kann. In manchen Fällen wird trotzdem eine günstige Beeinflussung des Gesundheitszustandes zu erzielen sein, die von längerer Dauer ist. Bei den am Meeresstrande gelegenen Kolonien ist jedoch darauf hinzuweisen, daß Kinder, welche aus dem Binnenlande kommen, erst eine mehr oder minder lange Akklimationszeit durchmachen müssen, ehe sie wirklichen Nutzen von einem solchen Aufenthalt haben. Bei schwächlichen Kindern, wird es nun öfters vorkommen, daß die Ferienzeit vorüber ist, ehe sich die Kinder völlig akklimatisiert haben. Daher ist ein wirklicher und auch später noch nachweisbarer Nutzen bei vielen schwächlichen Kindern nur zu erwarten, wenn sie sich mehrere Monate am Meeresstrande aufhalten können. Wenn dies nicht möglich ist, wird man besser tun, solche Kinder im Binnenlande an geeigneten Orten unterzubringen.

Wenn wir die Aufnahme von schwächlichen Kindern in Ferienkolonien, Erholungsstätten usw. empfehlen, so tun wir das in der Voraussetzung, daß die Kinder dadurch einen gesundheitlichen Nutzen haben oder, sagen wir, eine Besserung ihrer Konstitution erlangen.

Bei den Waldschulen, die beständig unter ärztlicher Aufsicht stehen, ist es ja eher möglich, sich ein Bild von ihrem Einfluß auf den Gesundheitszustand der Kinder zu machen, zumal, da der Aufenthalt der Kinder meist ein längerer ist. Bei den Ferienkolonien und Erholungsstätten ist das schon schwieriger. Es liegen zwar Versuche vor, in dieser Hinsicht zu einem Urteil zu gelangen. So hat Göpel[1]) die Frage behandelt, ob die Erfolge der Ferienkolonien nicht nur vorübergehend sind, sondern ob sie einen dauernden Gewinn bedeuten. Er hat die früheren Ferienkolonisten noch mehrere Jahre hindurch verfolgt und konnte dabei feststellen, daß sie ihren Altersgenossen auch später noch gesundheitlich überlegen waren.

Wir haben aber zurzeit, nach meiner Ansicht, noch kein sicheres Mittel, um eine solche Besserung zweifelsfrei nachzuweisen. Insbesondere sind wir nicht imstande, die Wirkung der einzelnen Wohlfahrtseinrichtungen zahlenmäßig darzustellen und somit unter einander zu vergleichen. Wir können uns zurzeit auch noch kein Urteil darüber bilden, ob die eine, sagen wir im Binnenlande untergebrachte Ferienkolonie, bessere Erfolge gehabt hat, als eine andere am Meeresstrande, ob ein Solbad oder ein Stahlbad größere Wirkung erzielt hat. Das Aussehen des Kindes nach seiner Rückkehr gestattet darüber kein Urteil, kann vielmehr sehr leicht zu einem falschen Schlusse führen. Auch eine mehr oder minder große Gewichtszunahme kann uns nicht viel sagen; eine Mästung oder eine Zunahme des Wassergehaltes der Gewebe sind nicht gerade immer als eine Besserung der Konstitution anzusehen. Eine Gewichtsabnahme kann sogar unter Umständen ein günstiges Zeichen sein, z. B. bei einem überernährten und phlegmatischen Kinde, das in den Ferien durch reichliche Körperbewegung, Baden und Schwimmen, sowie infolge rationeller Ernährung etwas von seinem Körperfett eingebüßt, dafür aber kräftigere Muskulatur eingetauscht hat. Selbst im Einzelfalle bei genauer Untersuchung eines Kindes vor und nach einem solchen Aufenthalt ist es ein und demselben Untersucher schwer, sich ein Urteil über den erzielten Nutzen zu bilden. Noch schwerer ist es, die erreichten Erfolge richtig einzuschätzen, wenn es sich um Massenuntersuchungen bei den in Betracht kommenden Insassen ganzer Schulen oder gar ganzer Gemeinden handelt; und wenn gar mehrere Untersucher hieran beteiligt sind, werden die Urteile sicher sehr auseinander gehen. Es fehlt uns zurzeit noch gänzlich an leicht zu handhabenden Methoden und Formeln zur Abschätzung der Ergebnisse dieser hygienischen Maßnahmen und wir sind daher auch nicht in der

---

[1]) Über die dauernden Erfolge der Ferienkolonien. Deutsche Vierteljahrsschrift f. öffentl. Gesundheitspflege. 1895. S. 302.

Lage, einigermaßen zuverlässige Vergleiche zwischen diesen Maßnahmen anzustellen.

Anfänge auf diesem Gebiete sind allerdings vorhanden, sie müssen nur noch weiter ausgebaut werden. Roeder[1]) hat über diese Methoden ausführlich berichtet, als er sich bemühte, den Wert der von ihm empfohlenen Jugendwanderungen zu beweisen. Er sieht in mehrtägigen Fußwanderungen der Schüler und Schülerinnen ein vorzügliches Mittel zur Kräftigung der Jugend, gleichsam ein Stimulans, das zu einer Umstimmung aller Funktionen des Organismus führt. Er sagt unter anderem: „Überraschen muß es, daß eine sechstägige Wanderung den Kindern zarter Konstitution und subnormalen Ernährungszustandes, ja sogar Kindern mit einem ausgesprochenen Habitus asthenicus bzw. paralyticus einen Entwicklungsanstoß gegeben hat, wie er kaum durch länger dauernden ruhigen Aufenthalt auf dem Lande, im Gebirge oder an der See beobachtet wurde". Daher müssen auch diese Jugendwanderungen als ein wertvolles Mittel im Kampf gegen die Tuberkulose angesehen werden, dessen wir uns neben den anderen, schon länger erprobten, möglichst ausgiebig bedienen sollten.

Daß die Widerstandskraft der Kinder durch akute Infektionskrankheiten sehr herabgesetzt werden kann, ist ja schon lange bekannt, insbesondere, daß Keuchhusten und Masern häufig den Anlaß zum Erscheinen einer manifesten Tuberkulose geben. Heubner[2]) hat daher darauf hingewiesen, daß dieser Umstand im Kampfe gegen dieses Leiden besonders berücksichtigt werden muß; er empfiehlt deshalb die Errichtung von Rekonvaleszentenheimen für Kinder ärmerer Leute, welche an Infektionskrankheiten gelitten haben.

Daß die zurzeit in Preußen bestehenden gesetzlichen Bestimmungen über die Verhütung der Ausbreitung von Masern unzulänglich sind, habe ich an verschiedenen Stellen betont[3]). Eine Anzahl von Schulärzten hat sich meiner Ansicht angeschlossen.

Sehr wichtig im Kampfe gegen die Kindertuberkulose ist ferner die strenge Überwachung der gewerblichen Kinder-

---

[1]) Roeder und Wienecke: Jugendernährung und Jugendkraft. III. Auflage. Berlin 1912.

[2]) Zeitschrift f. Schulgesundheitspflege. 1913. S. 529.

[3]) Ebenda. 1912. Beiheft. S. 176. Ferner: Klinisch-therapeutische Wochenschrift. XX. Jahrg. Nr. 27—28.

arbeit. Nach Hanauer[1]), dessen Ausführungen ich hier folge, gab es im Jahre 1898 über ¹/₂ Millionen Kinder, welche im Handel, in der Industrie, in Schankwirtschaften, als Austräger und Laufburschen tätig waren, abgesehen von den in häuslichen Diensten und in der Landwirtschaft beschäftigten; der größte Teil der Kinder war in der Hausindustrie und Heimarbeit tätig.

Das Kinderschutzgesetz vom 30. März 1905 hat eine bedeutende Besserung gebracht, jedoch sind noch nicht alle Schäden beseitigt, denn die Kinder sind noch nicht von allen gesundheitsschädlichen Arbeiten fern gehalten.

Solche sind u. a. die Arbeiten in der Tabak- und Zigarrenindustrie, in der Stuhlflechterei, Hasenhaarschneiderei, in der Glasindustrie. Ungesund ist auch die Arbeit der Austräger, die stundenlang eine große Anzahl von Treppen steigen müssen; bei den als Kegelaufsetzer und in Wirtschaften beschäftigten Kindern besteht nach wie vor die Gefahr des Alkoholismus und der Schädigung in moralischer Hinsicht. Hanauer weist dann auf eine vorbildliche Anordnung hin, welche in der Rheinprovinz getroffen ist. Bei zweifelhaftem Gesundheitszustand eines Kindes soll hiernach der Schularzt zunächst eine Untersuchung vornehmen, ehe einem Antrag auf Gewährung der gewerblichen Arbeit in den gesetzlich in Frage kommenden Fällen stattgegeben wird. Ferner soll auch dem Schularzt bei seinen Schulbesuchen eine Liste mit Angabe der Beschäftigungsart und der Dauer der Arbeit der gewerblich tätigen Kinder übergeben werden, damit diese besonders genau auf die Zuträglichkeit dieser Arbeit beobachtet werden können. Dieses Vorgehen der Rheinprovinz verdient allgemeine Nachahmung. Besonders schlimm scheint die Ausbeutung der in der Landwirtschaft beschäftigten Kinder zu sein. Hanauer meint, daß die Kinderarbeit bedauerlicherweise wieder in der Zunahme begriffen zu sein scheine. Um so nötiger ist es, recht häufig auf die hiermit verbundene Gesundheitsschädigung der Schuljugend hinzuweisen.

Wollte ich alle die Vorbeugungsmaßnahmen aufzählen, welche im Kampfe gegen die Tuberkulose in Betracht kommen, so müßte ich eine Geschichte der sozialen und individuellen Hygiene der letzten 10 Jahre schreiben. Fast alle Maßnahmen und Einrichtungen,

---

[1]) Die soziale Hygiene des Jugendalters. Berlin 1911. R. Schoetz. S. 162 ff.

welche besonders die Gemeindeverwaltungen der großen Städte
im letzten Dezennium getroffen haben, sind, wenn sie auch eine
Hebung des allgemeinen Gesundheitszustandes der Jugend be-
zwecken, in erster Linie gegen die Tuberkulose gerichtet. Sie
haben sich bestens bewährt und finden immer weitere Nachahmung
auch in den kleinen und kleinsten Gemeinden. Ich will die wichtigsten von ihnen nur kurz erwähnen. Hierher gehört vor allem
die Speisung bedürftiger Schulkinder, welche in England
gesetzlich geregelt ist. Die Einführung des Haushaltungs-
Unterrichtes in den Volksschulen und die Errichtung von
Schulküchen, welche in Deutschland jetzt immer mehr erfolgt,
ist ebenfalls von großer Bedeutung, da die Aufklärung über eine
rationelle Ernährungsweise und die Einführung in die Kochkunst
für die heranwachsende weibliche Jugend durchaus notwendig ist.
Hier sind ferner zu nennen die Anlegung von Spielplätzen,
die Organisierung von Jugendspielen und von Wanderfahrten,
die Errichtung von Schulbädern, die Ausbildung im Schwimmen
und die Begünstigung jeder Art von Körperübungen, wie des
Schlittschuhlaufens, des Rodelns und des Schneeschuhsportes.
Nicht zu vergessen ist ferner die zunehmende Berücksichtigung
des systematischen Turnunterrichtes, der sich allmählich
eine ebenbürtige Stellung unter den anderen Unterrichtsfächern
erobert hat. Von großem Werte sind ferner das in vielen Schulen
eingeführte tägliche 10 Minutenturnen, die Übungen in
der Atmungsgymnastik und die orthopädischen Schulkurse. Die Fortschritte im Bau von Schulen und ihren Einrichtungen sind ebenfalls sehr wertvoll. Aus meinen früheren Ausführungen geht hervor, daß der Schulsitz und die richtige
Körperhaltung beim Schreiben und Lesen von größter Wichtigkeit für die Atmung und somit auch für die Widerstandsfähigkeit
gegen Tuberkulose ist. Aus den Schulen der wohlhabenderen
Gemeinden werden die alten, unzweckmäßig gebauten Subsellien
wohl allmählich verschwunden sein. Es muß jedoch immer wieder
darauf hingewiesen werden, daß die Körperhaltung eines Schulkindes auch in dem technisch vollendeten Schulgestühl eine schlechte
sein kann, wenn dieses seiner Größe nicht richtig angepaßt ist
und wenn die Sitzhaltung des Kindes nicht beständig vom Lehrer
überwacht und korrigiert wird. Es ist deshalb nötig, daß auch
die Lehrer genau darüber orientiert sind, wie das Kind

während des Unterrichtes sitzen, welche Haltung es einnehmen und wie das Heft liegen soll, Sehr schlimm ist es in den meisten Schulen noch mit den Wascheinrichtungen bestellt; sie sind entweder sehr mangelhaft oder sie fehlen ganz. Die Gewohnheit des regelmäßigen Händewaschens ist den meisten Schulkindern noch gänzlich unbekannt. Sie sollten daher zur Händereinigung erzogen werden, wie ich an anderer Stelle ausführlich dargelegt habe [1]).

Oppelt [2]) weist in seiner früher mehrfach erwähnten Arbeit auf die Notwendigkeit der Belehrung der Kinder und ihrer Erziehungspflichtigen über die Tuberkulose hin. Von schulärztlicher Seite ist die Einführung einer Belehrung über Gesundheitspflege schon vielfach angeregt worden. Hierbei sind besonders alle Schädlichkeiten zu berücksichtigen, welche die Widerstandskraft des Organismus herabsetzen. Daher sind hier auch Hinweise auf die schädlichen Folgen des Alkoholgenusses und des Rauchens am Platze, wie andererseits wieder alles betont werden kann, was geeignet ist, den Körper zu kräftigen und widerstandsfähig zu machen. Wie eine Belehrung über Tuberkulose in den Volksschulen durchführbar ist, haben Nietner und Lorentz [3]) in einer Arbeit dargelegt. Eine von denselben Verfassern herausgegebene Tuberkulose-Wandtafel ist bei diesem Unterrichte zu benützen.

Der Aufklärung der Erziehungspflichtigen, sowie auch der Kinder selbst, können ferner Lichtbildervorträge und die Tuberkulose-Wandermuseen dienen, deren es zurzeit in Deutschland 20 gibt. Die Tuberkulose-Ausstellung, welche die Stadt Wilmersdorf im Jahre 1911 veranstaltete, erfreute sich eines zahlreichen Besuches. Sie kann als vorbildlich für derartige Veranstaltungen gelten und verdient häufige Nachahmung.

Alle die besprochenen Vorbeugungsmittel im Kampfe gegen die Tuberkulose werden wesentlich beeinträchtigt für die Schüler einer Klasse, in welcher sich ein Kind mit offener Tuberkulose befindet oder in welcher ein Lehrer mit einer solchen unterrichtet.

---

[1]) Zeitschrift f. Schulgesundheitspflege. 1911. Abteilung: Der Schularzt. Nr. 10.

[2]) Ebenda. 1913. Nr. 9. S. 583.

[3]) Wesen der Tuberkulose als Volkskrankheit. Verlag des Deutschen Zentralkomitees zur Bekämpfung der Tuberkulose.

Auch tuberkulöse Personen im Haushalt des Schuldieners und des Reinigungspersonals können eine Infektionsgefahr für die Schulkinder bringen. Schulkinder mit offener Tuberkulose sind ja zum Glück, wie wir gesehen haben, recht selten; viel gefährlicher als sie sind **tuberkulöse Lehrer**, die doch nicht ganz so selten zu sein scheinen. In welcher Weise das Haus- und Reinigungspersonal der Schulen auf das Vorhandensein einer Tuberkulose kontrolliert wird, darüber ist mir nichts bekannt.

Es ist daher **durchaus notwendig, daß Lehrer und Schüler mit offener Tuberkulose von der Schule fern gehalten werden.**

Der Ministerialerlaß vom 7. Juli 1907 bestimmt daher auch in § 354 für Preußen, daß Lehrer und Schüler, welche an Lungen- und Kehlkopftuberkulose leiden, wenn und solange in dem Auswurf Tuberkelbazillen enthalten sind, die Schulräume nicht betreten dürfen.

Für Bayern besteht dieselbe Bestimmung; wie die Verhältnisse in den andern deutschen Staaten sind, entzieht sich meiner Kenntnis. Auch mit Rücksicht auf die Tuberkulosegefahr weist **Kirchner**[1]) darauf hin, daß es falsch ist, den Schuldiener im Schulgebäude selbst wohnen zu lassen. **Es sollten womöglich in keiner Schule Familien wohnen.** Dem Schuldiener sollte man ein Häuschen an der Straße bauen, in dem er mit seiner Familie wohnen kann, ähnlich wie man es für Portiers in Villen und Schlössern errichtet.

Der Stadtschularzt Dr. **Thiele**[2])-Chemnitz fordert eine **gesetzliche Regelung der Tuberkulosebekämpfung in den Schulen.** Auch **Kayserling**[3]) weist darauf hin, daß eine weitere, möglichst reichsgesetzliche Regelung des Kampfes gegen die Tuberkulose erforderlich ist. Wenn sich seine Ausführungen auch nicht speziell auf die Schuljugend beziehen, so sei das wichtigste daraus doch hier wiedergegeben, weil es allgemeine Beachtung verdient. Er betont besonders, daß nur die **Vereinigung des Infektionsstandpunktes und des Fürsorgestandpunktes zum Ziele führen könne.** Daher muß bei allen gesetzlichen Maßnahmen immer festgestellt werden, ob für die

---

[1]) Zeitschrift f. Schulgesundheitspflege. 1912. Beiheft. S. 23.
[2]) Ebenda. 1913. Nr. 1. S. 50.
[3]) Die Gesetze zur Bekämpfung der Tuberkulose. Soziale Hygiene. 1913. Nr. 12.

Prophylaxe auch die entsprechende Fürsorgedeckung vorhanden ist. Die Anzeigepflicht, über welche in letzter Zeit viel diskutiert worden ist, beschränkt sich in Preußen nur auf die Todesfälle an Lungen- und Kehlkopftuberkulose, während in anderen Staaten, wie z. B. in England, auch alle Erkrankungsfälle von Tuberkulose meldepflichtig sind. Da nun die Polizeibehörde als Instanz für diese Fälle nicht sehr geeignet erscheint, so müßte eine Gesundheitsbehörde das ausführende Organ für die Anzeigepflicht sein, wenn diese weiter ausgedehnt werden sollte. Auch die Anzeigepflicht mündet immer in die Fürsorge, denn so nur kann dem Kranken aus der Anzeige durch Einleitung der entsprechenden Maßnahmen ein tatsächlicher Nutzen erwachsen. Daher sollte man die Fürsorgestelle zur offiziellen Zentrale für die Anzeigepflicht machen. Auf diese Weise würde das außerordentlich schwierige Problem der Meldepflicht eine befriedigende Lösung finden. Kayserling schlägt daher vor, daß die bestehenden gesetzlichen Bestimmungen dahin ergänzt werden — möglichst durch reichsgesetzliche Regelung —:

a) Daß lokale Zentren der Tuberkulosebekämpfung mit behördlichem Charakter geschaffen werden; nach den Erfahrungen der letzten Jahre eignen sich für diesen Zweck Einrichtungen nach Art der Fürsorgestellen am besten.

b) Daß die Anzeige für Tuberkulosefälle an diese staatlichen Fürsorgestellen zu erstatten ist, und zwar die obligatorische für alle Fälle von offener Tuberkulose und die freiwillige für die Fälle von geschlossener Tuberkulose.

c) Daß die Fürsorgestellen mit ausreichenden Vollmachten ausgestattet werden, um die zur Verhütung der Ausbreitung der Tuberkulose erforderlichen Vorbeugungsmaßregeln durchzuführen.

Lehrer, welche an offener Tuberkulose leiden, müssen pensioniert werden, aber nicht ohne Fürsorgedeckung. Denn ohne eine ausreichende Versorgung ist die Ausschaltung der lungenkranken Lehrer aus den Schulen bisweilen eine zweischneidige Maßnahme. Denn Weicker-Görbersdorf hat die Beobachtung gemacht, daß die Lehrer nicht mehr so häufig als früher die Lungenheilstätten aufsuchen, weil in diesen die Diagnose mit allen modernen Mitteln exakt gestellt und ein Bazillennachweis eher erbracht wird, als anderswo. „Fühlen sie sich nun brustkrank, so verbergen sie nach Möglichkeit diese Krankheit und suchen sich anderweit zu kurieren. So haben wir in den Volksschulen einen Prozentsatz, nennen wir sie „wilder Tuberkulöser“, die natürlich gefährlicher sind als die durch den Anstaltsdrill gegangenen Lehrer“.

Die Behandlung der Lungentuberkulose des Schulkindes erfolgt am besten in besonderen Anstalten. Von ausschlaggebender Wichtigkeit für die Prognose des Leidens ist, daß die Behandlung sofort eingeleitet wird, sobald die ersten Erscheinungen eines tuberkulösen Katarrhes nachweisbar sind, dann sind die Erfolge, wie wir vorhin schon gesehen haben, im allgemeinen auch befriedigende. Becker hat, wie schon erwähnt wurde, wiederholt darauf hingewiesen, daß man im Kampfe gegen die Lungentuberkulose der Behandlung der Skrofulose mehr Aufmerksamkeit schenken solle, als es bisher geschieht und daß man sich besonders der Heilstätten, jedoch auch der Erholungsstätten und Ferienkolonien zu diesem Zwecke in ausgiebigem Maße bedienen solle. Die vorhin erwähnten Äußerungen von Heubner empfehlen ja auch ähnliche Maßnahmen. Die Einleitung des Heilverfahrens wird wohl dort, wo es Fürsorgestellen für Lungenkranke gibt, meist durch diese vermittelt werden. Es kann jedoch, falls das Kind schon in Behandlung war, ebenso der behandelnde Arzt, sei er nun Privatarzt, Kassen- oder Stadtarzt die Entsendung eines Kindes in eine Heilstätte beantragen. Dieser Antrag wird in den meisten Fällen noch der Begutachtung des zuständigen Vertrauensarztes unterliegen.

Die Unterbringung eines tuberkulösen Kindes in einer Heilanstalt gehört nach dem Reichsgesetz über den Unterstützungswohnsitz vom 30. V. 1908 zu den Aufgaben der öffentlichen Armenpflege, wenn durch ein ärztliches Zeugnis diese Heilbehandlung für nötig erklärt wird.

Zurzeit gibt es in Deutschland 23 Lungenheilstätten für Kinder mit 1500 Betten und 19 Anstalten zur Behandlung von Knochen- und Gelenktuberkulose mit 1000 Betten; Skrofulöse und tuberkulosebedrohte Kinder können in weiteren 100 Anstalten mit 8644 Betten Aufnahme finden, von denen eine größere Anzahl allerdings nur während der Sommermonate in Betrieb ist.

Der Aufenthalt in diesen Anstalten wird im allgemeinen auf mindestens drei Monate berechnet, kann aber natürlich im Bedarfsfalle auch verlängert werden. Bei den von dem Charlottenburger Fürsorge-Amt in eine Lungenheilstätte entsandten Kindern betrug die Dauer des Aufenthaltes im Jahre 1912 bis zu neun Monaten, im Durchschnitt 5,2 Monate. Eine Anzahl Kinder wurde, wie wir gesehen haben, im Laufe ihrer Schulzeit mehrmals in eine Heilstätte geschickt.

In der Heilstätte Belzig [1]) wurden bei 245 Kindern mit abgeschlossenem Kurverfahren nach einem Betrieb von vier Jahren 28,8 % als geheilt, 45,2 % als gebessert, 17,5 % als unverändert und 8,5 % als verschlechtert festgestellt. Aus anderen Anstalten sind ungünstigere Erfolge berichtet worden, hauptsächlich wohl deshalb, weil die Kinder zu spät in Behandlung gekommen sind.

Gegenüber der Behandlung in den Heilstätten tritt die medikamentöse Behandlung im elterlichen Hause fast ganz zurück. Sie verspricht auch kaum Erfolge. Die Kinder, deren Krankheit die ersten Stadien schon überschritten hat, werden am besten dem Krankenhause oder den Heimstätten überwiesen, wo sie zweckmäßige Behandlung und Verpflegung finden und vor allem auch ihre Angehörigen nicht gefährden.

Für die initialen Fälle kommen außerdem die meisten Institutionen, welche früher bei Besprechung der Prophylaxe besprochen worden sind, nach dem Heilstättenaufenthalt noch als Heilfaktore in Betracht, um den Kurerfolg zu sichern und um Rückfälle zu verhüten. Bei der Entsendung in Ferienkolonien wird man allerdings einige Vorsicht walten lassen müssen. Kinder mit offener Tuberkulose sollen in die Waldschulen, die doch den Charakter einer Schule tragen, nicht aufgenommen werden. Ob sie, so lange sie wenig husten und sich in einem nicht allzuschlechten Allgemeinzustand befinden, in den Erholungsstätten geduldet werden können, wird wohl nur von Fall zu Fall zu entscheiden sein. Zur Behandlung von Kindern, welche an Knochen- und Gelenktuberkulose leiden, stehen in Deutschland, wie schon berichtet wurde, zurzeit 19 Anstalten mit 1000 Betten zur Verfügung. Solche Kinder, welche man früher fast ausschließlich chirurgisch behandelte, zeigen bei Anwendung der physikalischen Heilfaktoren, besonders von Luft, Licht und Sonne, sehr gute Heilerfolge. Daher hat man einzelne Krankenhäuser, z. B. in Wien, auch mit Dachgärten

---

[1]) Zeitschrift f. Schulgesundheitspflege. 1913. Nr. 9. S. 592.

versehen, in denen die Kinder Luft- und Sonnenbäder nehmen können.

Die Skrofulose wird ebenfalls mit gutem Erfolge in Kinderheilstätten behandelt. Es kommen hierfür die Solbäder und die am Meeresstrande gelegenen Heilstätten und Hospize in Betracht. Der Aufenthalt in einer in der Nord- oder Ostsee untergebrachten Ferienkolonie kann deshalb nicht recht als Kuraufenthalt angesehen werden, weil er meistens zu kurz ist. Wenn man bei kranken Kindern Erfolge erzielen will, muß der Aufenthalt in den Seehospizen nach den Angaben von Soltmann [1]) mindestens 3—4 Monate dauern und muß 2—3 Jahre hinter einander wiederholt werden. Derselbe Autor empfiehlt die Anlegung schwimmender Sanatorien auf der See, in welchen die Kinder 1—2 Monate verbleiben, worauf die Schiffe dann ein Hospiz anlaufen. Hier wird eine neue Serie von Kindern gegen die alte eingetauscht, so ein ein- bis zweimaliger Turnus wiederholt und endlich so viel wie möglich von denen, die es brauchen, den Winterhospizen oder Sanatorien an der Nord- und Ostsee übergeben.

Um den Kurerfolg zu sichern, ist es zweckmäßig, den Kindern noch eine Nachpflege zu sichern [2]), während welcher sie noch unter ärztlicher Überwachung stehen sollen und am besten noch auf dem Lande in einer Sommerfrische oder einem ländlichen Sanatorium untergebracht werden, damit sie nicht zu früh in die häuslichen Verhältnisse zurückkehren.

Während in den an der Meeresküste gelegenen Heilstätten der hauptsächlichste Heilfaktor das Meeresklima ist, sind in den Kinderheilstätten in den Solbädern die salzhaltigen Bäder das wirksame Agens, mit denen manchmal auch noch eine Trinkkur verbunden wird. Die Kurdauer beträgt gewöhnlich vier Wochen. Die Erfolge werden als recht gute angegeben; nach Uffelmann wurden 15—38% Heilungen und 23—30% Besserungen erzielt; nach den Angaben von Münz sind von 2341 skrofulösen Kindern, welche in den Kinderheilstätten behandelt wurden, nur 328 ungeheilt geblieben. Hanauer weist darauf hin, daß das Kinderheilstättenwesen in Deutschland noch lange nicht so entwickelt ist, als in anderen Ländern. Die Zahl der Anstalten reicht nicht aus,

---

[1]) Deutsche med. Wochenschrift. 1908. Nr. 35.
[2]) cf. Hanauer: Die soziale Hygiene des Jugendalters. Berlin 1911.

eine Vermehrung ist daher dringend notwendig, durch Winter-
kuren sollten die vorhandenen besser ausgenützt werden. Ferner
sollten Staat und Kommunen die Kinderheilstätten mehr unterstützen als es bisher der Fall war. Nur Hamburg hat auf diesem
Gebiete etwas mehr geleistet. Die Sorge für kränkliche Kinder
liegt aber im eigenen materiellen Interesse der Kommunen, weil
sie sich dadurch vor der Last der späteren dauernden Verpflegung
siecher und verkrüppelter Erwachsener bewahren. Die Deutsche
Gesellschaft für öffentliche Gesundheitspflege hat vorgeschlagen,
daß die Städte einen der Bevölkerung entsprechenden Beitrag
an die Seehospize anweisen sollten, wofür ihnen eine Anzahl von
Wochen zur Verpflegung kranker, an Skrofulose und an örtlicher
Tuberkulose leidender Kinder zur Verfügung gestellt werden
könnten. Eine bestimmte Kurdauer für das einzelne Kind sollte
nicht festgesetzt werden, sondern dieses sollte so lange an der See
bleiben, bis der Heilerfolg erreicht sei.

Erwähnt seien hier ferner noch die Bestrebungen des Deutschen Vereins für Volkshygiene, welcher aus der Schule entlassene
schwächliche Knaben und Mädchen in Landerholungsstellen unter-
bringt, in denen sie sich $\frac{1}{2}$ bis 1 Jahr noch erholen und kräftigen
können, ehe sie ihre berufliche Ausbildung und Tätigkeit beginnen.
Eine entschieden sehr segensreiche und empfehlenswerte Einrichtung!

Wir sehen also, daß uns im Kampfe gegen die Tuberkulose
des Schulkindes zahlreiche Hilfsmittel zur Verfügung stehen, sowohl
prophylaktische, als auch kurative und daß von diesen Mitteln
auch ein ausgiebiger Gebrauch gemacht wird. Die wirtschaftlichen
Verhältnisse der Eltern sind in diesem Kampfe natürlich auch von
großer Wichtigkeit, im Kampfe gegen die Tuberkulose überhaupt,
nicht nur der kindlichen. Denn Mosse[1]) hat einen deutlichen
Einfluß des Einkommens auf die Krankheit festgestellt: je größer
die Einnahmen, desto kleiner die Morbidität an Tuberkulose.

Die Hebung der sozialen Lage der großen Volksmassen
ist daher auch ein Hilfsmittel im Kampfe gegen die Tuberkulose.
Der Kampf gegen den Pauperismus ist, wie Hanauer sagt, die
beste Methode zur Verhütung der Tuberkulose.

---

[1]) Soziale Hygiene. 1913. Nr. 18. S. 535.